do-in para crianças

7ª EDIÇÃO
revista e atualizada

São Paulo/2007

do·in para crianças

Juracy Cançado

GROUND

Para minha mãe

© 1987 Juracy Campos L. Cançado

Programação visual e desenhos
Luiz Caldeira de Andrada

Capa
Carlos Guimarães

Fotos
Luiz Antonio Fernandes

Modelos
Leonardo Campos L. Cançado
Pedro Campos L. Cançado
Maria Tereza de Luna Parsait (bebê)
Malú Genestret (mãe)

Estúdio
Paulinho Muniz

Arte-final
Kátia Regina Fonseca

Revisão
Antonieta Canelas

Composição
Serthel Comunicação Gráfica Ltda.

CIP-BRASIL. CATALOGAÇÃO-NA-FONTE
SINDICATO NACIONAL DOS EDITORES DE LIVROS, RJ

C222d
7.ed.

Cançado, Juracy Campos L. (Juracy Campos Lopes)
    Do-in para crianças : guia prático para pais, professores, orientadores e
terapeutas / Juracy Cançado. - 7.ed. rev. e atualizada. - São Paulo : Ground, 2007.
    il.

    Inclui bibliografia
    ISBN: 978-85-7187-204-2

    1. Acupressura para crianças. 2. Crianças - Cuidado e tratamento. I. Título.

07-2504.	CDD: 615.822	
	CDU: 645.82	
28.06.07	02.07.06	002481

Direitos reservados
Editora Ground Ltda.
Rua Lacedemônia, 85 - Vila Alexandria
04634-020 São Paulo - SP
Tel.: (11) 5031-1500 / Fax: (11) 5031-3462
email: editora@ground.com.br
site: www.ground.com.br

AGRADECIMENTOS

A longa gestação deste primeiro livro de Do-In envolveu a participação decisiva de diversas pessoas, sem as quais este ousado projeto dificilmente teria se concretizado. Quero registrar meu reconhecimento e gratidão a todos aqueles que acreditaram na idéia e a fortaleceram com sua ajuda e apoio. Agradeço especialmente a:

- Luiz Caldeira de Andrada, cuja participação na concepção, criação e produção deste livro foi além do belo e criativo planejamento gráfico. Companheiro de outras tantas viagens, co-fundador da Editora Ground, Luiz tem dedicadamente ajudado a atualizar a imagem gráfica do Do-In e a traçar seus novos caminhos.
- Luiz Antonio Fernandes, responsável pelo meticuloso trabalho fotográfico, resolvido com afetuosa dedicação e habilidade artística capazes de superar as inúmeras dificuldades em conciliar precisão técnica e criatividade.
- Livia Faleiro, modelo fotográfico do primeiro livro de Do-In no Brasil e constante colaboradora, pelo imprescindível auxílio na produção das fotos e na direção dos jovens modelos deste livro.
- Tomaz Lorente, pelas inspiradas soluções gráficas e oportunas sugestões na diagramação.
- Sonia Hirsch, pelo saboroso texto sobre alimentação infantil.

Quero estender meu reconhecimento a um incontável número de pessoas que, nestes quinze anos de implantação do Do-In no Brasil, têm dado sua parcela de contribuição à crescente popularização desta quase esquecida e hoje tão necessária arte milenar de auto-aprimoramento. Na impossibilidade de agradecer a todos, passo a mencionar aqueles que se tornaram permanentes divulgadores do Do-In através da promoção dos nossos cursos em todo o país:

- Rachel Barros, Jefferson Tommasi e Livia faleiro (Rio)
- Eduardo Mateus, Eveline Limaverde e Pilar Lorente (São Paulo)
- Sw. Vivarta e equipe do SER (Brasília)
- Joris Marengo e Luiz Phelippe Arruda (Florianópolis)
- Vera Pereira (Porto Alegre)
- Selmi Braga (Belo Horizonte)
- Gilberto Gaetner (Curitiba)

Dentre os inúmeros profissionais da imprensa que cederam generosos espaços ao Do-In nos meios de comunicação, agradeço especialmente a:

- Edna Savaget
- Yone Cirilo
- Ligia Azevedo
  e simpáticas equipes, por tantos anos de carinhosa acolhida ao nosso trabalho.

Meu agradecimento a Thelio e Sergio Falcão, da Serthel, pelo permanente apoio e por converterem um texto com constantes alterações em uma impecável composição gráfica.

Meu reconhecimento a Marcio de Castro, idealizador e co-fundador da Editora Ground, companheiro das primeiras e mais difíceis etapas e pioneiro em abrir caminhos.

Agradeço finalmente e meus editores, atuais diretores da Editora Ground – José Carlos Venâncio e Dina Venâncio – por terem dado dedicada continuidade à publicação de "livros para uma nova consciência" e por possibilitarem a edição desta obra.

SUMÁRIO

Prefácio da 7ª edição 13

Apresentação 15

ENERGIA

A Abordagem Funcional 21

A Dança Cósmica 23

O Modelo Energético 25

Mapas da Consciência 29

Os Rios de Chi 31

Os Centros de Consciência 35

TÉCNICA

Preliminares 43

Técnicas de Intervenção 46

Gestação e Parto 53

Primeiro Toque 58

Um Pequeno Toque Chinês 67

Tratamentos Infantis 71

    Acne 73

    Agitação 74

    Amidalite 75

    Anorexia 76

    Asma 77

    Bronquite 78

    Caxumba 79

Choro Noturno	80
Cólicas Abdominais	81
Congestão Nasal	82
Conjuntivite	83
Convulsões Infantis	84
Coqueluche	85
Desenvolvimento Físico	86
Desenvolvimento Intelectual	87
Desmaio	88
Diarréia Infantil	89
Desnutrição Infantil	90
Dificuldades Respiratórias	91
Dor de Dente	92
Dor de Garganta	95
Dor de Ouvido	96
Enjôo de Viagem	97
Enurese	98
Erupções da Pele	99
Espirros	100
Febre	101
Friagem	102
Gagueira	103
Gripe	104
Hemorragia Nasal	105
Icterícia	106
Impetigo e Eczema	107
Infecções	108
Medo em Crianças	109
Meteorismo Infantil	110
Nervosismo antes de um exame	111
Nervosismo e Irritação Infantil	112
Pesadelos	113
Pneumonia Infantil	114
Prisão de Ventre	115
Resfriados	116
Rubéola	117
Sarampo	118

Soluços 119

Tosse 120

Transtornos Digestivos 121

Urticária 122

Vômitos e Náusea 123

Vômitos em Lactentes 124

AUTOTRATAMENTO

O Do-In na Escola 125

Iniciação ao Do-In 129

ALIMENTAÇÃO INFANTIL

Ser e Comer (por Sônia Hirsch) 139

PRIMEIROS SOCORROS E REANIMAÇÃO

Afogamento 151

Asfixia 152

Choque Elétrico 154

Concussão 157

Distenções, Entorses e Luxações 161

Envenenamento 162

Ferimentos e Cortes 165

Fraturas 167

Hemorragia 168

Insolação 171

Intoxicação por Alimentos 172

Intoxicação por Monóxido de Carbono ... 173

Mordidas de Cão Raivoso 174

Mordidas e Picadas de Animais em Geral ... 175

Mordidas e Picadas de Cobra 176

Mordidas e Picadas de Insetos 177

Queimadura de Sol 178

Queimaduras e Escaldaduras 179

Sufocação 180

Tétano 181

Bibliografia 183

Prefácio da 7ª Edição

O lançamento da presente edição suplementada de "Do-In para Crianças" cria a oportunidade para alguns esclarecimentos desse antigo sistema de autotratamento e da sua bem sucedida trajetória em nosso país.

A introdução do Do-In no Brasil no começo da década de 70 coincide com o momento em que as terapias energéticas – tradicionais do Oriente e ocidentais contemporâneas – inauguravam seu processo explosivo de difusão em nossa cultura. Antes mesmo da respeitável Acupuntura, que só começa a se popularizar a partir da memorável visita do então presidente norte-americano Richard Nixon à China em 1972, foram principalmente as singelas e contudo poderosas práticas do Do-In que primeiro sensibilizaram um surpreendente número de pessoas para as amplas e ainda hoje pouco exploradas possibilidades de prevenção e cura presentes na tradição médica chinesa. Fenômeno editorial desde seu lançamento, as sucessivas edições dos nossos livros de iniciação a suas técnicas, complementadas por inúmeros cursos ministrados sistematicamente de norte a sul do país, deram ao Do-In uma significativa notoriedade. Isoladamente, nenhum outro método corporal energético – oriental ou ocidental – mereceu tamanho espaço em nossa mídia.

É oportuno esclarecer que, apesar do nome japonês, o Do-In tem suas raízes na China antiga. Sua origem é atribuída aos povos mais cultos das planícies centrais, onde é conhecido pelo nome de Tao Yin, o ancestral sistema taoísta de mobilização energética voltado para o aprimoramento físico, mental e espiritual. Tao, como sua versão japonesa Do, significa aqui "abrir caminhos, conduzir ou facilitar o movimento da energia ao longo de trajetos específicos". Yin, ou In, sugere a idéia de atitude apropriada para conseguir esse objetivo: alongar e trabalhar o corpo para "assimilar, receber e se deixar conduzir". Tao Yin pode ser entendido como o modo Yin, ou o caminho suave.

Desenvolvido originalmente pelos mestres taoístas, o sistema Tao Yin, em combinação com métodos introduzidos por monges budistas, desdobrou-se em práticas de aprimoramento pessoal a autodefesa como o Kung Fu e o Tai Chi Chuan. Mas é no Japão que o Tao Yin reabsorve outras vertentes chinesas milenares diferenciadas nos exercícios da ginástica respiratória do Chi Kun, nas técnicas de massagem do N'gan Mo e nos métodos de estimulação manual dos pontos de Acupuntura usados no Tui Na. Dessa síntese resultou o

Do-In, um programa terapêutico completo que reúne o que há de melhor e mais acessível nas práticas chinesas de auto-cura.

A ênfase dada à utilização do Do-In em crianças se deve ao fato de o organismo infantil ser mais receptivo e sensível à massagem energética exibindo pontos e áreas reflexológicas inexistentes nos adultos, de caráter exclusivamente pediátrico. Motivo pelo qual a massagem sempre teve, na China, uma aplicação destacadamente pediátrica, um valioso substituto para as incisivas agulhas da Acupuntura. Por outro lado, a existência desses pontos especiais tem levados alguns pesquisadores ocidentais à conclusão equivocada de que nas crianças o sistema de meridianos e pontos acha-se ainda incompleto. Tal idéia contraria a teoria básica que norteia todas as práticas chinesas, onde o complexo de meridianos é considerado um aspecto estrutural primário da antomia sutil que já se encontra formado 15 horas após a fecundação – fato recentemente apoiado pelos experimentos do cientista coreano Kim Bong Han.

Talvez mais correto seria considerar que o sistema de Vasos e Meridianos (Jing Mai) que matricia o organismo e ordena suas funções encontra-se, na fase infantil, parcialmente imaturo. Pois da mesma maneira que as formas corporais não se desdobraram de todo na configuração anatômica definitiva, muitas das suas funções encontram-se então implicadas, não totalmente diferenciadas dentro do sistema energético. Recém saído do "Céu Anterior" – o domínio que precede as formas, na tradição chinesa – o organismo ainda acha-se dominado pela sistematização primária do Jing Mai, e muitos dos seus pontos correspondem ainda a linhas, trechos de meridianos, ou áreas, zonas de influência funcional. Mas boa parte dos pontos mais importantes do sistema adulto são comuns às crianças – já alguns pontos exclusivamente pediátricos tornam-se inativos na fase adulta. A presente edição revisada inclui "novos" tratamentos especificamente pediátricos não disponíveis à época do lançamento deste livro.

Cabe por fim esclarecer a aparente contradição de se destinar à criança pequena, e mesmo a bebês, um método que enfatiza a idéia de auto-ajuda. Devemos lembrar que a noção de aprimoramento conduzida pelo Do-In objetiva não somente a autonomia pessoal mas sugere igualmente a utilização de recursos familiares e comunitários na preservação da saúde e na facilitação do crescimento global do indivíduo. Tratar os desconfortos da criança através dos seus centros de energia é conscientizá-la de que a cura é um processo em grande medida auto-gerado. Apontar para o seu corpo é ensiná-la a priorizar os recursos pessoais na lida com as adversidades. Aos adultos – pais, educadores ou terapeutas – cabe facilitar o acesso a esse vasto potencial de auto cura, demonstrando na prática que a solução para os nossos problemas muitas vezes encontra-se literalmente nas nossas mãos.

Juracy Cançado
Julho de 2007

Apresentação

ais de uma década após sua bem sucedida implantação entre nós, o Do-In ainda surpreende pela sua desconcertante efetividade. Afinal, o que se deve esperar de um singelo sistema de automassagens cujos sucessos — em certos casos superiores ao de medicamentos potentes — não se explicam senão através de uma conceituação teórica exótica, por demais "mística" para o rígido racionalismo ocidental? Tal surpresa, além de denunciar insuspeitadas limitações do saber acadêmico vigente, fala ainda de um arraigado ceticismo ante as possibilidades intrínsecas do indivíduo, sua capacidade natural de reagir e transcender, por si mesmo, as dificuldades que o ameaçam.

O Do-In, mais do que uma acessível técnica para aliviar a dor e promover o bem-estar, é uma saudável proposta que objetiva devolver os cuidados com a saúde ao círculo de influência da pessoa como forma de incitá-la a assumir maiores responsabilidades pelo seu próprio processo evolutivo. Mais importante do que tratar uma dor de cabeça através de uma prática alternativa saudável, é o gesto de romper com a acomodada postura de mero espectador, de passivo não-participante na problemática da própria saúde.

Assim, embora voltado para a criança, este livro é dirigido aos pais. Busca, através do exercício dessa quase esquecida arte de massagear o próprio corpo, resgatar uma idéia praticamente desconsiderada em nossa cultura: a idéia de que o indivíduo detém um considerável e insuspeitado potencial de autonomia. De que cada um de nós, por si só e dentro da sua esfera familiar, pode — e deve — desenvolver mais esforços no sentido de utilizar prioritariamente os recursos domésticos como forma de afrouxar as amarras que sustentam a nossa civilização da dependência.

Ainda que a maior parte dos cuidados infantis aqui sugeridos não sejam necessariamente reservados ao autotratamento — por motivos compreensíveis, sua prática exige, no início, a mediação do adulto — assim, o propósito último do Do-In é preservado:

aplicar a massagem energética à criança é contemplá-la com uma terapia branda, não-agressiva, além de iniciá-la na arte de conhecer sua condição geral de saúde, e suas particularidades, através da leitura corporal. E esta alfabetização se completa no incentivo ao trabalho no próprio corpo, permitindo-lhe retomar o universo corporal como fonte de autoconhecimento.

Para as crianças, tocar a si mesmas é a forma natural, expontânea, de se conhecerem. Quando deixamos de tocá-las (porque já estão crescidas, e entre gente grande o toque é principalmente com os olhos), também desautorizamos seus jogos de exploração sensorial, interrompendo esse saudável diálogo tátil com o próprio corpo. Áreas proibidas, impedidas de receber o estímulo do toque, tornam-se rígidas, sem vida. O corpo se mutila, torna-se um corpo estranho, um pesado fardo condenado às deformações que retratam programações repressivas do passado.

Quando não reduzida a uma alternativa meramente sintomática, a prática do Do-In é, para todos nós, a oportunidade de experienciarmos uma série de novas descobertas que se iniciam com o simples e singelo gesto de tocar. Para a criança é a concessão para a expressão da sua espontaneidade. Mas uma espontaneidade que deve, agora, ser estimulada, exercitada por meio de uma prática que, além de terapêutica, mostra-se igualmente educativa ao promover o resgate da memória corporal para compensar uma educação largamente verbal que encoraja o falar e o pensar como defesas contra formas mais diretas e decisivas de relação com o mundo.

CRISE E OPORTUNIDADE

Se considerarmos que nossa cultura como um todo está em crise — uma crescente crise planetária e multidimensional — resta-nos refletir profundamente sobre as origens destes conflitos. Buscar saber onde se encontra, em última análise, o modelo distorcido que nos leva a utilizar com tão pouca habilidade nosso inegavelmente valioso acervo cultural. Se as causas de nossos problemas radicam em maior profundidade (e, sem dúvida o fazem), então, qualquer intervenção que não pretenda ir à raiz causal das coisas será uma mera operação cosmética. E, se temos que reexaminar nossos valores e possivelmente mudar nossos estilos de vida, toda a abordagem reparadora terá que ser essencialmente educativa.

Mas educar não é ensinar. Ensinar é homogeneizar as mentes e inibir a criatividade. Educar é promover a reflexão: instigar o mergulho corajoso nas profundezas do espírito e comunicar a experiência humana com vista a sua reciclagem individual como subsídio para a autorealização.

Neste sentido carecemos — crianças e adultos — de um largo reaprendizado. Sensíveis exclusivamente aos valores externos, distanciamo-nos do universo interior a ponto de contarmos, hoje, com uma tecnologia fantástica cujos propósitos em nada coincidem com os interesses mais legítimos do indivíduo. Encontramo-nos, assim, na condição absurda de conviver com nossas riquezas culturais sentindo-nos miseráveis e impotentes ante as mínimas dificuldades que nos afligem intimamente. Esta contradição nos faz extremamente dependentes do mundo exterior e, ao mesmo tempo, nos transmite um sentimento de alienação do universo.

O que não deixa de ser sintomático numa cultura mutilada por concepções bizarras que retalham a vida e refletem a realidade como um espelho quebrado. Seccionados pelo bisturi de Descartes, a cabeça separada do corpo, percebemos o mundo de fora entrecortado pelas projeções do nosso universo interior fragmentado. Por esta ótica distorcida, fundamentada em descabidas descrições reducionistas e mecanicistas do que percebemos como realidade, enxergamos um mundo compartimentado onde sujeito e objeto, homem e ambiente são entidades definitivamente separadas. Tal alucinação — que, embora prevalecente, não encontra suporte nas tradições filosófica-religiosas dos antigos e tampouco na ciência contemporânea de vanguarda — culmina com o perceber-se como um "ego isolado em um saco de pele e justifica o mau uso da tecnologia para a violenta subjugação do meio ambiente natural do homem e, conseqüentemente, sua eventual destruição" (A. Watts).

A impossibilidade de percebermos a realidade orgânica do universo é a mesma que nos impede de sentir a integridade do todo psicossomático. Somos assim, a expressão grotesca dos nossos valores culturais corporificados, pois o corpo retrata fielmente todas as nossas experiências de vida. Experiências mal sucedidas deixam marcas, cicatrizes. Wilhelm Reich, atento às inscrições psíquicas no somático, chamou estas marcas de couraças musculares do caráter, as "contra-ações" somatizadas que, a um tempo, refletem e promovem as repressões da emoção.

Hoje, quando finalmente a ciência começa a decifrar o decisivo papel das emoções na elaboração e condução da doença — estimulado pelas emoções, o hipotálamo induz o sistema nervoso autônomo a detonar uma série de reações em cadeia que alteram as funções de glândulas e órgãos e interfere no sistema imunológico —, cai definitivamente por terra a amplamente disseminada dicotomia cartesiana que, há séculos, separa a mente do corpo.

Muito antes de o Ocidente redescobrir o corpo, os orientais já o percebiam como o ponto de convergência das energias que elaboram e coordenam essa réplica personalizada do universo a que chamamos organismo. Sob esta ótica, vislumbraram uma topografia corporal onde se destacam os "centros de consciência" — áreas preferenciais das forças que delineam nossas potencialidades. O conhecimento desta topografia permitiu aos orientais antigos decifrar os sinais emitidos por funções ameaçadas em sua efetividade e ainda interferir na disfunção através da revitalização das regiões congestionadas.

Antigas práticas corporais voltadas para a plena expressão das potencialidades do indivíduo são hoje introduzidas entre nós como técnicas para promover o bem-estar, mas sua contribuição maior está em nos trazer toda uma nova cosmovisão, um distinto mapa do território da realidade, onde inexistem fronteiras definitivas entre o homem e o universo. Sua meta é, acima de tudo, reordenar a comunicação contínua entre o homem e seu meio, possibilitando ao organismo harmonizar-se melhor consigo mesmo e com as circunstâncias que o envolvem.

Tais métodos — destaque especial para o Do-In, que remete a proposta a nossas próprias mãos — nos fazem refletir na importância de uma reeducação holística, em harmonia com o processo da vida, que permita reconciliar nossa capacidade de transformação com as urgências deste mundo, e extrair da inevitável crise a inestimável oportunidade de crescer.

Juracy Cançado

ENERGIA

A Abordagem Funcional

A diferença maior entre a medicina clássica chinesa e a biomedicina ocidental encontra-se menos em seus métodos do que em seus propósitos terapêuticos. Diferentemente da nossa abordagem alopática, cuja meta é a intervenção a partir da identificação de lesões decorrentes de agentes invasivos, à tradição médica chinesa importa fundamentalmente a correção das alterações funcionais que padronizam o processo evolutivo do adoecimento. É nessa fase pré-clínica, quando a desordem funcional ainda se mostra indetectável nos exames de laboratório e detectores de imagem de lesão, que as práticas chinesas exibem sua maior eficácia.

É nesse sentido que seu aporte terapêutico pode ser considerado predominantemente preventivo. Mas não é a doença em si – esta já se encontra inscrita na esfera ordenadora das funções –, é o estágio visível do adoecimento que será prevenido pela ação reguladora da terapêutica chinesa. O que aqui se ressalta é sua notável propriedade corretiva na fase funcional, e suas possibilidades de suporte terapêutico nos estágios mais avançados do adoecimento.

Assim, é apenas natural que, na medicina chinesa, o equilíbrio energético seja a meta prioritária. Afinal, são essas bioenergias – cuja realidade concreta já foi devidamente verificada, embora não de todo identificada, pela ciência moderna – que realimentam e regulam essa complexa organização de funções que definem o organismo. Segundo esta ótica, o arcabouço energético, constituído por linhas preferenciais assentadas em áreas de baixa resistência elétrica da pele, precede à formação do corpo físico (o que será explanado detalhadamente no capítulo seguinte) e se mantém, por toda a vida, como o sistema coordenador das atividades psicofisiológicas e regenerador da constituição somática.

Os sistemas de energia são, assim, legítimos representantes da condição funcional do organismo e ainda o seu nível primário de regulação e regeneração. Qualquer desequilíbrio será aí inevitavelmente registrado, caracterizando bloqueios e desvios no fluxo das energias. E este modelo alterado, por sua vez, irá, gradativamente, influir no comportamento de todo o organismo, desencadeando o processo organizado – ainda que perverso ou patológico – que culmina no que se reconhece como doença. A disfunção é um comportamento alternativo adotado pelo organismo impossibilitado de se expressar naturalmente, através de meios adequados, de canais competentes. Atentos aos sinais iniciais da doença, suas inscrições nas áreas somáticas sinalizadas pelas alterações termodinâmicas e bloqueios energéticos, os chineses antigos aprenderam a demolir essas couraças **in loco** pela estimulação dos pontos estratégicos da pele. O reequilíbrio do fluxo energético aparentemente provoca a reversão do curso da doença pelo restabelecimento da atividade perturbada, redirecionando-a a formas mais integradas e econômicas de expressão.

E, neste estágio primário, a terapia energética é soberana. Não havendo ainda a lesão, o distúrbio é da ordem da função. Sua marca, embora inscrita no somático, diz respeito à energia, algo demasiado sutil para a incisiva e geralmente traumática abordagem alopática.

A Dança Cósmica

O que faz com que o equilíbrio energético seja o objetivo maior na medicina chinesa é a noção de energia enquanto agente dinâmico do universo. Uma noção, aliás já adotada pela física moderna, particularmente pela teoria quântica, ao descrever o mundo como um formidável campo onde as partículas elementares, meras e transitórias granulações energéticas, interagem numa contínua dança cósmica.

O pensamento filosófico-religioso do oriental – dos taoistas chineses em particular – desenvolveu idêntica concepção do modelo dinâmico do universo, e percebeu no homem sua versão miniaturizada. Sob essa ótica, o organismo humano se reduz a um campo ordenado onde fluxos de energia, por níveis crescentes de densificação, se organizam em matéria viva e, inversamente, se desintegram em energia pura, numa alternância contínua.

A estas duas propriedades fundamentais da energia – de se condensar e se expandir – os antigos filósofos chineses denominaram Yang e Yin. Yin é a força ou tendência centrípeta, que produz contração, massificação, aumento de densidade; Yang é a força ou tendência centrífuga, que produz expansão, rarefação, perda de densidade. Essas duas forças, mais apropriadamente entendidas como tendências relativas, não são separadas ou independentes. São, pelo contrário, os pólos de uma força única: o Chi, o agente do movimento e elemento de apoio para todas as energias que organizam os corpos e suas interrelações com o mundo. Em combinações infinitamente variáveis de Yang – Yin o Chi atua por fluxos intercambiantes, promovendo, na natureza, um fluir contínuo de situações, uma mudança rítmica incessante.

Assim, na cosmovisão chinesa, todas as coisas são reduzidas a eventos que, em seus diferentes graus evolutivos, retratam grada

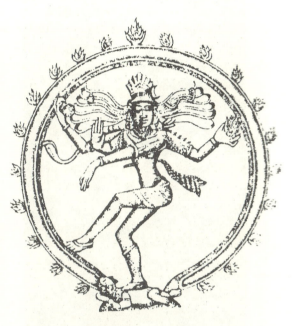

O Bailarino Cósmico
Símbolo da criação e da destruição no hinduísmo, a divindade Shiva tem inúmeras formas. Sua caracterização mais notável – é, talvez, a mais perfeita personificação do universo dinâmico. Com sua coreografia sempre mutante, Shiva rearranja o caleidoscópio cósmico e, assim, cria e destrói, estabelecendo novas relações de equilíbrio entre os fenômenos no incessante movimento rítmico.
Enquanto organiza o fluxo da vida, Shiva pode organizar a morte: tudo o que resiste ao movimento integrativo, cedo ou tarde se confrontará com a divindade, em seus incontáveis disfarces. Nesta metáfora, adversidade, sofrimento, e doença se reduzem à ignorância do homem, que o faz negar sua própria natureza e o impede de celebrar a Dança de Shiva.

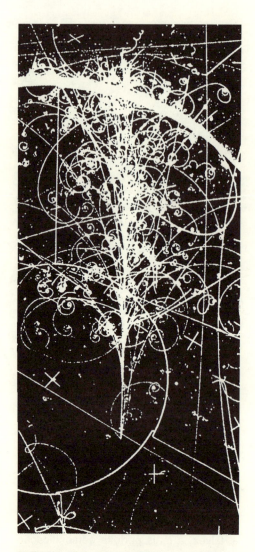

A Dança das Partículas
Modernamente, os físicos têm utilizado a mais sofisticada tecnologia para retratar o modelo dinâmico do bailado cósmico. As fotografias em câmaras de borbulha das partículas sub-atômicas em interação, são imagens visuais da Dança de Shiva: retratam o ritmo contínuo de integração e desintegração, criação e destruição no universo.

ções de Yang e Yin – etapas dos seus processos de integração e desintegração, de ascensão e queda. E não é outra a versão da Física subatômica, ao falar das coisas materiais como estruturas estáveis mas não estáticas, oscilando em movimentos rítmicos. Em sua essência, apenas a interação das partículas energéticas – o bailado cósmico onde as partículas surgem e desaparecem incessantemente, numa coreografia que nunca se repete.

Como tudo no universo, portanto, o organismo humano não contém propriamente energia; ele é energia, diferenciada em distintos graus de densidade e movendo-se em diferentes ritmos dinâmicos. Em orgânica interação com todo o universo, pela ação alternante de carga e descarga que desenvolve em todas as suas atividades, o corpo – energia organizada como matéria sólida viva – funciona com um canal. Um sofisticado tubo digestivo que, por meio de diversificado peristaltismo, reproduz o modelo primário da osmose – o fenômeno que, há centenas de milhares de anos, permitiu à primitiva criatura unicelular relacionar-se com o ambiente aquático, retirando do mar ancestral seus meios de subsistência e excretando seus resíduos metabólicos. Os poros da membrana celular, os mesmos que hoje servem à relação osmótica entre as células do metabolismo e o nosso "mar interior" – o líquido extracelular –, são análogos aos pontos de energia da pele, por onde ingerimos nosso nutriente mais essencial: o Chi e suas forças que se organizam em fluxos através do corpo, delineando suas funções.

Situado intermediariamente entre o Céu e a Terra, o homem recebe, de forma particularmente intensa, as energias emanadas desses dois pólos. As influências do Céu iluminam, regem e mobilizam; as da Terra, engendram, elaboram e configuram. No centro do canal a que se reduz o corpo, dá-se o encontro dessas energias de índoles opostas que aí se combinam, condensando-se e expandindo-se através das células, numa pulsação contínua.

O homem é, assim, um embrião em constante processo de gestação no útero espacial. O produto da relação amorosa entre o céu e a terra – relação que se concretiza no campo formado pela fusão dos gametas masculino e feminino no instante da fecundação.

O Modelo Energético

Toda a teoria e a prática da medicina clássica chinesa tem seus fundamentos apoiados numa analogia entre a teoria da criação na cosmogonia taoísta e o processo de geração da vitalidade no corpo humano. Por essa cosmovisão, o nascimento de cada ser reedita o instante criador em que a virtualidade do Tao dá a luz a si mesmo e o vazio informe se desvela no mundo das formas. O que ocorre no tempo – o ser saindo do não ser – é a reprodução singular das "concepções contínuas", intemporais e perenes da "totalidade ininterrupta".

Por essa via de mão dupla transita o Chi, o "cavalo branco" que entra e sai da existência unindo os mundos do Céu Anterior, domínio de tudo que precede a forma, e o Céu Posterior, reino de tudo que sucede a forma. Na natureza e no homem, essa grande tríade expressa a unidade ternária do Tao: Shen, o espírito configurador ou Consciência; Jing, a prima matéria, ou Existência; e Chi, a relação que se opera entre ambos com o nome de Função.

No momento da concepção, a fusão dos gametas masculino e feminino serve de palco à reencenação da obra cósmica regida pela originalidade criativa que configura cada novo ser. É como se a gestante se tornasse o Tchu-Kon, o Aqui-Agora dos japoneses taoístas, numa referência a "essa região pontual do tempo e do espaço de onde brotam as partículas de energia". Para a tradição médica chinesa, quinze horas após a fecundação já se encontra delineada a forma embrionária. Em ressonância com os campos de influência do Céu e da Terra, duas linhas espirálicas se inscrevem em torno do óvulo fecundado configurando os contornos do terreno energético e imprimindo ao embrião em formação suas características masculino-feminina, Yang-Yin no jargão chinês.

Denominados Vaso Governador e Vaso da Concepção, esses dois circuitos integrados delineadores das faces dorsal e ventral do futuro

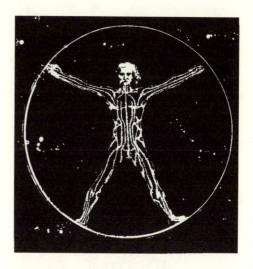

Situado intermediariamente entre o céu e a terra, o homem – campo da interação contínua das forças que emanam desses dois pólos – representa um embrião em constante processo de gestação no amplo útero espacial. No corpo, o encontro dessas forças se dá no **Tan Tien**, o legítimo centro de equilíbrio físico situado abaixo do umbigo.

embrião, constituem o reservatório básico das forças configuradoras do "lay-out" embrionário. Acrescidos de um terceiro vaso que se insere entre eles, com o nome de Vaso Penetrante, essas estruturas energéticas primárias irão influenciar o matriciamento ternário das camadas embrionárias – endoderma, mesoderma e ectoderma – responsáveis pela divisão clássica da forma humana em barriga, peito e cabeça e por suas funções especializadas.

Por fim, com funções complementares igualmente associadas à embriogênese, cinco outros vasos integram essa categoria estruturadora a que a tradição médica chinesa se refere como "Oito Vasos Maravilhosos". Distintos dos meridianos processadores das interações funcionais do organismo e das suas relações com o externo, os Vasos Maravilhosos irão, durante toda a vida, servir de reservatório e fundamento para todas as metabolizações energéticas do todo psicofísico, coordenando a disponibilização e o desenvolvimento dos seus recursos inatos.

Essa simples estrutura tubular a que se reduz o protótipo embrionário cresce e adquire complexidade à medida em que nele transitam e interagem as forças ambientais. Na camada externa do modelo energético surgem 12 pequenos pontos alinhados verticalmente na futura região paravertebral, por onde fluxos de energia emanados das paredes uterinas adentram em forma de espiral o esboço embrionário, dando início à formação dos 12 órgãos primários – centros materiais das unidades funcionais coordenadoras das atividades do organismo, segundo a tradição médica chinesa. Por força desse vínculo genético, esses 12 pontos, denominados pontos de Transporte Dorsal ou pontos de Assentamento, serão, no organismo já formado, utilizados para diagnosticar e tratar distúrbios – especialmente os de ordem crônica – dos órgãos correspondentes.

Similarmente, na camada interna do futuro embrião, surgem outros 12 pontos que fazem excretar as energias que trabalham na elaboração dos órgãos. Mais tarde denominados pontos de Alarme, estes pontos localizados na região ventral do corpo serão úteis na diagnose e no tratamento de distúrbios agudos dos respectivos órgãos. Este movimento intenso de carga e descarga permite ao embrião em formação comunicar-se socialmente, ainda que por vias maternas. É o Chi pré-natal que, por meio deste metabolismo rudimentar, finaliza o arcabouço energético e elabora a constituição embrionária.

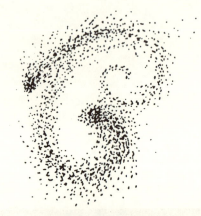

As energias Yang a Yin delineam o "lay-out" embrionário.

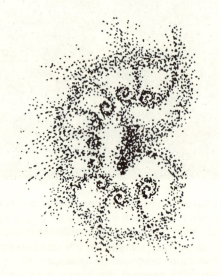

Os Pontos de Transporte Dorsal recebem cargas ambientais que elaboram a forma dos 12 Órgãos Primários.

Nesse estágio, 12 linhas verticais sobressaem-se no invólucro energético, dando aos órgãos internos em elaboração uma representatividade periférica mais extensa. Esses canais seriam projeções de linhas inscritas nas paredes internas do útero, as quais, por sua vez, seriam réplicas dos 12 meridianos subcutâneos da gestante. Cada um desses meridianos, finalmente, corresponderiam às cargas atmosféricas da terra, influenciadas pelas 12 constelações que giram no espaço sideral ao longo da eclíptica do planeta. Tais projeções em cadeia seriam decorrentes do intenso afluxo de energia recebido pela gestante que, a partir do encontro amoroso dos gametas, torna-se campo propício à conjunção datada e localizada das forças do universo.

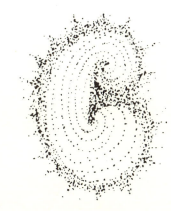

A finalização do arcabouço energético acontece pela projeção dos 12 meridianos subcutâneos da gestante, previamente refletidos nas paredes uterinas.

Todo esse processo de formação do arcabouço energético onde se multiplica o óvulo fecundado não leva mais do que 15 horas. A partir daí, a crescente divisão celular dispõe de um modelo personalizado para moldar a forma embrionária. Em contínua interação com estas energias primordiais – cuja qualidade será continuamente modificada pelas atividades da gestante, sua alimentação, suas emoções, seus pensamentos, seu meio social e seu nível de consciência – o embrião passa a receber uma maior substancialidade de nutrientes com a formação da placenta. O cordão umbilical é o canal material que permite ao embrião relacionar-se com o seu meio de uma forma mais concreta.

Assim como o período que vai da fertilização até a implantação no útero é uma repetição da evolução primária da vida na terra, com a constituição dos organismos pluricelulares, a bolsa amniótica, onde flutua o embrião, representa o oceano primitivo que envolveu toda a superfície do planeta até a completa formação do solo. Nesse meio aquático, em conformidade com o modelo energético, órgãos, glândulas e todas as partes auxiliares do corpo desenvolvem-se até a completa formação da constituição física do jovem organismo.

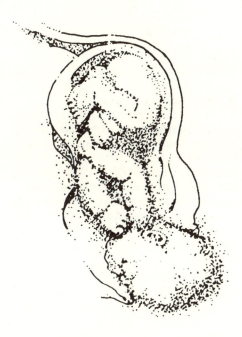

É chegado o momento, para o bebê, da mais extraordinária das aventuras: após toda uma existência aclimatada no ambiente tépido e obscuro do oceano placentário, o nascimento ocorre entre repetidas contrações do útero e um colossal fluxo diluviano. Este processo é análogo à espetacular seqüência de terremotos e dilúvios que, muitos milhões de anos atrás, libertou o solo planetário do seu invólucro aquático e o remeteu às amplas dimensões do meio atmosférico.

Uma vez finalizada sua constituição, o embrião deverá mudar de ambiente: deixar o mundo aquático e nascer no mundo espacial, bastante amplo para suas novas possibilidades de crescimento. O fenômeno repete o primitivo processo de transição dos anfíbios em animais terrestres.

Para o bebê, esta dramática mudança de ambiente será igualmente marcante. As circunstâncias em que se dá o nascimento – como, quando, onde – e toda a disposição do universo nesse momento arte-finalizam a constituição do recém-nascido. Da mesma maneira que a criatura unicelular primordial teve que evoluir da simples relação osmótica com o mar ancestral para uma forma mais elaborada de relação social, a modificação ambiental irá tornar o recém-nascido um sofisticado complexo digestivo. Alternando contração e expansão em todas as suas atividades – o mesmo modelo do processo osmótico primitivo - o novo organismo receberá, a partir de agora, variadas formas de energia provenientes de diferentes fontes – alimentação sólida e líquida, respiração, energia de re-alimentação e toda uma gama de influências que impressionam sua condição inata.

Estes pontos, ainda desconsiderados pela ciência ocidental, são análogos aos poros na membrana do organismo celular primitivo: servem ao processo de osmose entre o organismo e seu ambiente. Dispostos ordenadamente no somático, os pontos são ainda genuínos ressonadores que fazem fluir a energia através de linhas preferenciais ou meridianos, estabelecendo o circuito de revitalização que coordena e atualiza a verdadeira organização de funções que constitui o organismo.

Em síntese, na concepção chinesa o sistema de Vasos e Meridianos é o modelo, e portanto antecede a estrutura física. A rigor, o complexo meridiano-órgão-função (Zang Fu) representa o padrão de linguagem entre a mente e o corpo, entre o ser e a natureza, em resposta às fases evolutivas geradas pela dinâmica cíclica do Chi pelos campos interativos do universo.

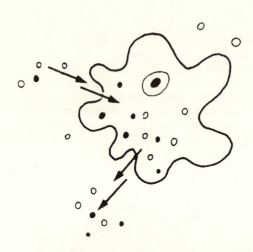

A interação com o meio
A relação direta com o meio através de pontos estratégicos é a forma primordial de retro-alimentação. No oceano primitivo o organismo celular comunicava-se pela osmose através de certos poros situados em sua camada externa; no ambiente espacial são os pontos de energia que servem à sofisticada interrelação eletromagnética entre o Homem e o Cosmo.

Mapas da Consciência

Pontos e meridianos não são, certamente, as únicas inscrições corporais da fase intra-uterina. Na realidade, cada pequena ou extensa área do corpo é um texto biográfico, um terminal de informações com dados históricos das vivências do embrião, relatos de seu desenvolvimento psico-mental e somático, de sua índole e tendências.

Os diversos mapeamentos hoje disponíveis das topografias das energias no corpo – chacras e nadis, pontos e meridianos, áreas reflexas dos pés, orelhas, nariz etc., seções da íris, linhas das mãos, e outros mapas menos conhecidos – são leituras parciais, em sua maior parte desenvolvidas nas culturas orientais antigas, de uma narrativa completa e integrada: o histórico da fundação das nossas estruturas psicofísicas.

No momento do nascimento, é a disposição dos astros no céu que finaliza a constituição congênita do indivíduo. Energias pessoais da mesma qualidade daquelas que constituem os astros do sistema solar com estas se sincronizam, organizando-se no corpo à maneira do arranjo celeste. Somadas às transmissões genéticas e energias pré-natais, as impressões astrais completam o painel de informações que diferenciam o indivíduo e o constituem como tal.

A partir do nascimento, inaugura-se um novo processo: a condição psicofísica, resultante da relação direta com o mundo, será o fator que irá modificar a constituição. Marcas, rugas, tonalidades, cheiros, maneiras peculiares de contrair a musculatura, e outras características adquiridas falam da condição funcional do organismo e de suas particularidades. O conjunto das características básicas estruturais, continuamente alteradas pelas impressões circunstanciais que retratam sua condição atual, compreende uma complexa tipologia cuja avaliação permite variadas interpretações. Olhado desta forma, o corpo lembra uma obra aberta, um texto dinâmico

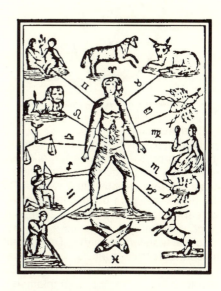

Astrologia e Saúde
Ocupada predominantemente com as qualidades energéticas dos astros em seus dinâmicos arranjos celestes e suas influências nos conteúdos psíquicos do ser humano, a ancestral ciência da Astrologia identificou no corpo físico a topografia dessas relações. Um importante sistema de correspondências entre os planetas e signos e os órgãos e partes específicas do corpo é conhecido desde tempos imemoriais. Astrólogos modernos expõem tais crenças à luz do conhecimento médico de vanguarda e percebem uma importante zona de influência entre os planetas e as glândulas endócrinas, cuja produção de hormônios exerce controle sobre uma diversidade de funções orgânicas.

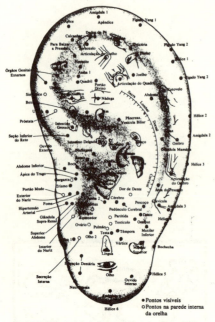

Distribuição dos Pontos da Orelha (cortesia de Chan's Corporation, Alhambra, CA.)

O Mapa Auricular

Um dos mapeamentos que melhor retratam no corpo a fisiologia energética se inscreve na orelha que, descritivamente, simula um feto em posição invertida. De fato, nessa miniatura do embrião humano existem centenas de pontos relacionados a órgãos e funções, conforme sua disposição na fase embrionária. De origem chinesa, a terapia auricular é modernamente enriquecida com contribuições de neurologistas ocidentais, e amplamente utilizada por meio de agulhas, estímulos ultrasônicos, calor (moxabustão) e pressão digital.

e multifacetado, em constante processo de elaboração pelas energias-informações que conduzem nossas experiências de vida.

A observação conjunta desses mapeamentos atesta a natureza holística do organismo. De fato, cada parte contém o todo em escala reduzida, mas o reflete de forma particular. Os distintos mapas retratam tais particularidades a partir de diferentes perspectivas. Mas não se pode confundi-las. Chacras, por exemplo, são campos de influência. Representam a tela de fundo, a condição virtual de uma potencialidade latente. Sua influência no corpo decorre das correspondências entre suas temáticas e partes e funções do organismo. Já os anéis musculares representam a versão corporificada de um tema de vida cronicamente alterado. Vasos e Meridianos, por sua vez, correspondem ao aspecto funcional propriamente dito: são os processadores dos temas virtuais apoiados na materialidade do corpo.

Sob uma ótica holística, contudo, todos esses centros de consciência se revelam organicamente integrados, em íntima conexão com o conjunto, e ainda refletem qualidades psicossomáticas comuns às diferentes regiões do corpo em que se situam. Assim considerados, antes de representarem possibilidades acessíveis de diagnose e tratamento de distúrbios específicos, constituem acessos particulares à totalidade dos sistemas de energia que organizam a vida no corpo.

Tal riqueza de propriedades confere aos vórtices energéticos possibilidades raras. Apropriadamente estimulados, e no momento adequado, permitem a intervenção objetiva em fenômenos um tanto inexplicáveis e de difícil lida para a medicina corrente: os distúrbios funcionais sem lesões, onde o que se organiza como doença específica é ainda uma genérica enfermidade. Fenômenos de contornos biológicos pouco definidos mas já bem caracterizados na fisiologia energética pelas suas inscrições corporais.

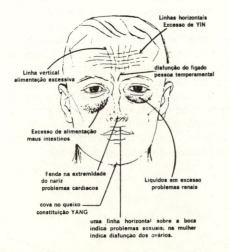

O Corpo Biográfico

Usada extensivamente na medicina do leste asiático como importante método diagnóstico, a Fisiognomenia permite a avaliação da condição geral de saúde e suas particularidades pelas formas e linhas do corpo. O conjunto de características básicas estruturais do corpo retrata sua **constituição congênita,** decorrente das organizações das energias pré-natais no período embrionário. A **condição atual** do organismo se revela pelas marcas, sinais, colorações e outras características adquiridas, resultantes de influências ambientais, alimentares e do comportamento e estilo de vida da pessoa. Como na **constituição, a condição** circunstancial de órgãos, funções e emoções se espelha em áreas de correspondência específicas da pele.

Os Rios de Chi

A noção de correntes de energia através do corpo, embora ainda provoque constrangimentos nos círculos científicos (uma vez que tais correntes não coincidem com os trajetos fisiológicos) é via exclusiva de acesso ao entendimento e à aplicação da tradicional medicina chinesa. Afinal, é ao longo dessa rede energética que se encontram, numa topografia precisa, os pontos de intervenção, trabalhados de diferentes maneiras nas artes terapêuticas chinesas.

Rigorosamente falando, contudo, o termo "energia", no sentido quantitativo em que é comumente empregado no Ocidente, não traduz fielmente a noção chinesa de Chi. Chi não é algo que flui, embora todas as energias e substâncias dependam dessa dinâmica para sua existência e função: Chi é o próprio fluxo em si. É um conceito funcional que só faz sentido quando empregado para descrever interações entre fenômenos. Como ensinam os taoístas, "o Chi não está nas coisas, mas no diálogo, na relação".

Os pontos chineses e os trajetos que os interligam – hoje identificados como áreas de baixa resistência elétrica na pele – compreendem um amplo circuito fechado que sulca verticalmente todo o território corporal, formando linhas de topografia definida – os "rios de Chi", denominados meridianos no Ocidente. Cada meridiano, com um número determinado de pontos, constitui um segmento do amplo circuito subcutâneo, e se distingue segundo a função que desempenha. Os considerados importantes são em número de quatorze, subclassificados em duas categorias: doze Meridianos Principais, pares e simétricos (espelhados nos dois lados do corpo), representantes dos "oficiais do corpo-mente" – doze unidades funcionais que, segundo a medicina chinesa, coordenam todas as outras partes e funções do organismo; e dois Vasos Maravilhosos, ímpares, que sulcam as linhas medianas ventral e dorsal e se interligam formando a Pequena Circulação de Energia – uma espécie de reservatório energético

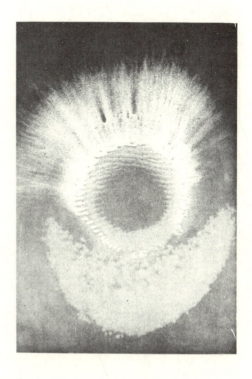

O Corpo Sutil
A realidade concreta das energias invisíveis que permeiam o corpo foi cientificamente constatada pelo experimento fotográfico em campo de alta tensão desenvolvido, em 1939, pelo casal soviético Kirlian. Posteriormente adaptou-se a máquina Kirlian para detectar outros circuitos energéticos dentro do corpo: logo abaixo da pele surgiram linhas e pontos luminosos, coincidentes topograficamente com os meridianos e pontos mapeados pelos antigos chineses. Na sua totalidade os distintos sistemas de energia compõem o que os russos chamaram de corpo sutil ou corpo eletromagnético.

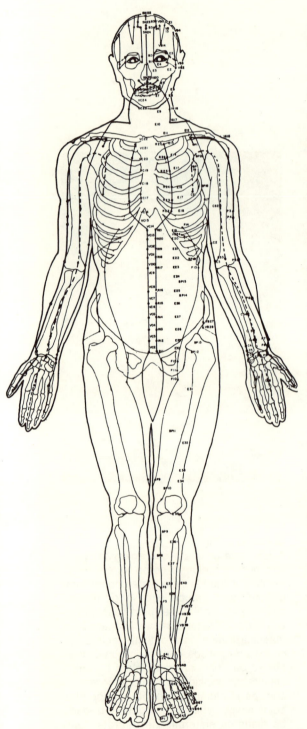

encarregado de receber excessos e suprir carências de energia da Grande Circulação formada pelos 12 Meridianos Principais.

Os demais meridianos têm, do ponto de vista terapêutico, importância menor: são os vasos comunicantes, que interligam os meridianos entre si, ou deles se irradiam aos respectivos órgãos e às diversas partes do corpo; e os meridianos virtuais, que normalmente se encontram em estado quase latente mas têm seu caudal energético consideravelmente aumentado nas doenças e disfunções orgânicas.

Como todos esses meridianos secundários são destituídos de pontos próprios, basta ao iniciante conhecer a topografia dos catorze meridianos importantes e, gradativamente, familiarizar-se com os principais pontos que os constituem. Esses pontos, além de sinalizarem – pelo aumento da sensibilidade, modificações na coloração da pele, entumecimentos e outras anormalidades que às vezes se estendem ao longo dos meridianos a que pertencem – distúrbios no órgão ou função correspondente, servem à intervenção terapêutica e ainda apresentam certas prerrogativas: cada ponto, isoladamente, presta-se ao tratamento sintomático de distúrbios, particularmente dores e disfunções.

A maior parte deste livro – em especial o capítulo "Tratamentos Infantis" – está voltada para a utilização dos pontos com esta finalidade sintomática. Mas, apesar de descritos e ilustrados com razoável precisão, sua memorização dependerá em muito do conhecimento prévio da topografia dos meridianos. E, como a pretensão deste "Do-In para Crianças" é mais do que simplesmente ensinar técnicas mecânicas para tratamentos infantis, a exposição, ainda que ligeira, da maneira como se organizam as energias essenciais no corpo torna-se necessária ao objetivo maior da obra. Que é, apresentar à criança (e ao adulto, em primeiro lugar) a invisível contraparte essencial do seu organismo, virtualmente desconhecida em nossa cultura.

OS 12 MERIDIANOS PRINCIPAIS

Interligados nesta ordem invariável – a Grande Circulação de Energia – os 12 Meridianos Principais têm o respectivo nome do órgão-função que representam: Pulmões, Intestino Grosso, Estômago, Baço-Pâncreas, Coração, Intestino Delgado, Bexiga, Rins, Circulação-Sexo, Triplo Aquecedor, Vesícula Biliar e Fígado.

Circulação-Sexo e Triplo Aquecedor são duas funções totalizadoras, coordenadoras das demais. Traduzida por vezes como Pericárdio, a primeira expressa a idéia de um "oficial" encarregado de realizar o trabalho de regência e integração de todos os aspectos do ser, representando assim o Coração e o "protegendo". Rege a circulação sanguínea, a sexualidade e todas as interações íntimas. Triplo Aquecedor coordena as condições termodinâmicas para a operacionalidade no corpo e no social e protege o sistema.

Os 12 Meridianos Principais se dispõem no corpo de forma a constituírem quatro grupos, cada grupo localizado numa mesma região do corpo e com trajeto similar. Em uma pessoa com os braços elevados estes grupos ficam assim dispostos: os meridianos do Baço-Pâncreas, Rins e Fígado sobem dos pés até o peito, pela face anterior das pernas; aí se unem respectivamente aos meridianos do Coração, Circulação-Sexo e Pulmões, que sobem pela face anterior dos braços até as mãos; das mãos descem, pela face posterior dos braços, os meridianos do Intestino Delgado, Triplo Aquecedor e Intestino Grosso, até o rosto onde se ligam aos meridianos da Bexiga, Vesícula Biliar e Estômago, que descem em direção à face posterior das pernas até os pés, onde finalmente se unem aos três meridianos do primeiro grupo.

Assim dispostos, os 12 meridianos permitem à energia circular três vezes em torno do corpo, obedecendo sempre a ordem da Grande Circulação. Os seis meridianos ascendentes anteriores são considerados Yin (onde a energia apresenta tendência centrífuga) e os seis meridianos descendentes posteriores são de natureza Yang (tendência centrípeta). Vista por esta ótica, a Grande Circulação concretiza a polarização das forças do Céu (Yang) e da Terra (Yin), que se alternam continuamente, vitalizando e materializando este campo de energias integradas em diferentes graus de densidade a que chamamos organismo.

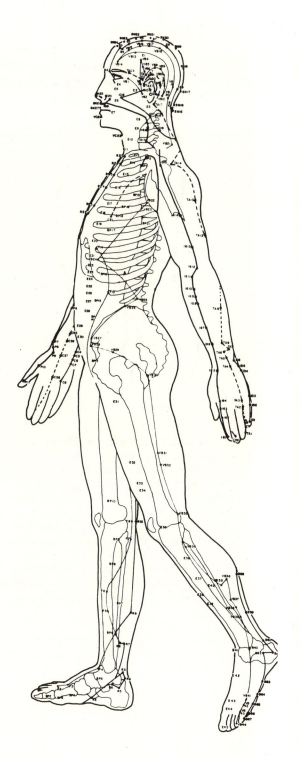

OS VASOS MARAVILHOSOS

Os dois Vasos Maravilhosos dotados de pontos próprios são ímpares e têm sentido ascendente: o Vaso da Concepção vai dos genitais até abaixo do lábio inferior, pela linha mediana ventral; o Vaso Governador corre do cóccix até a cabeça pela coluna, continuando pela linha central da cabeça até ao lábio superior. Interligam-se por vasos comunicantes que partem de suas extremidades (área genital e cavidade bucal), constituindo assim a Pequena Circulação de Energia. Este seria, segundo a tradição chinesa, o primeiro circuito a surgir no momento da concepção, moldando a forma embrionária e estruturando o arcabouço energético que aí se desenvolve.

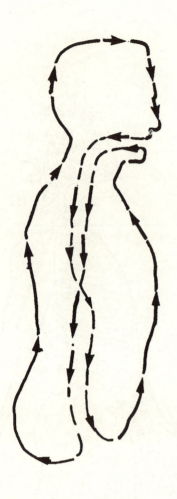

A Pequena Circulação de Energia
Duas primeiras linhas de força a envolver o óvulo fecundado, o Vaso da Concepção e o Vaso do Governo se integram em circuito fechado desenhando o *lay-out* embrionário que serve de modelo para a multiplicação celular. No corpo já formado, o circuito, denominado Pequena Circulação de Energia, se mantém como um reservatório destinado a receber excessos e suprir carências energéticas decorrentes de bloqueios nos meridianos principais.

Os Centros de Consciência

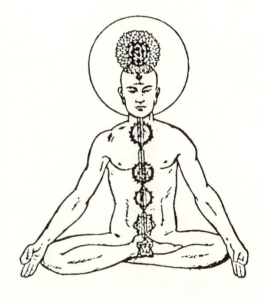

Alinhados ao longo dos quatorze meridianos, os pontos de energia da pele tornam-se anormalmente sensíveis à pressão, e chegam mesmo a doer espontaneamente, quando há um desarranjo na circulação do meridiano a que pertencem, sugerindo a possibilidade de doença ou dificuldade funcional do órgão correspondente. A explicação chinesa para este fato hoje perfeitamente confirmável (ainda que, para nós, um tanto incompreensível) é de que se trata de um obstáculo à livre circulação da energia, provocando um transbordamento do meridiano correspondente. Do ponto bloqueado a energia se desloca para os meridianos virtuais, ou patológicos, caracterizando o desvio da função. Essa contra-ação somatizada resulta em excessos e deficiências ao longo do meridiano e estabelece com o órgão-função um circulo vicioso – a disfunção cria o bloqueio, que por sua vez, a intensifica –, dando início assim ao processo evolutivo da doença.

A estimulação do ponto afetado (e/ou de pontos associados) – com agulhas, na acupuntura; pelo calor, na moxaterapia; ou com os dedos, no shiatsu e no Do-In – propicia a eliminação do bloqueio, permitindo a correção do fluxo energético alterado e, assim, a normalização da função perturbada. Evidentemente que a cura de um problema em estágio mais adiantado não se fará através de uma mera estimulação de pontos dolorosos. Distúrbios com certo grau de cronicidade exigirão uma seleção acurada de pontos de tratamento, isto é, pontos selecionados em conformidade com o diagnóstico apropriado. Isto, contudo, é da competência do terapeuta, está além das possibilidades do leigo. Aos não familiarizados com os métodos curativos da medicina chinesa cabem as intervenções sintomáticas – estimulação de certos pontos indicados para dores e disfunções – além do importante trabalho preventivo pela prática de exercícios nos meridianos e pontos, a prática diária da automassagem do Do-In.

Os Chacras
À diferença dos meridianos, os chacras não estão no corpo e tampouco processam suas funções. Chacras são arquivos virtuais associados ao potencial disponível – não limitados pelas auto restrições cármicas – de realização e de consciência do ser. Cada chacra armazena um "tema de vida" a ser processado pelos meridianos e incorporado ao território somático.

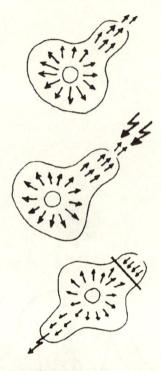

A Energia Perversa
Na concepção esquemática de Reich, o psiquismo é representado por uma espécie de balão inflado por energias pulsionais, formando um bico por onde essas forças são descarregadas através do corpo, conduzindo as emoções e organizando as expressões afetivas. Se essas aspirações encontram um meio ambiente hostil, parte das energias pulsionais invertem seu sentido, formando uma barreira contra a descarga natural e promovendo o recalque das pulsões. Estas procuram outras formas de descarga, formando "outro bico no balão" e, consequentemente, desviando as energias e alterando sua qualidade. Tal descarga compulsiva promove o comportamento sem controle consciente regido pelas energias desviadas.
Similarmente, o bloqueio de um meridiano, e consequente inibição da função correspondente, resulta no deslocamento do fluxo natural de suas energias através de meridianos virtuais – só ativos na doença. Essas energias chamadas perversas, conquanto representem uma alternativa de comportamento para o órgão prejudicado, delineam a função alterada, ou disfunção.

Este livro, cabe repetir, enquanto oferece sugestões para o tratamento de problemas particularmente relacionados à idade infantil, tem ainda o propósito de levar a criança, pelas mãos do adulto, a familiarizar-se com os pontos chave do seu corpo para a manutenção da saúde e do bem estar. É um processo gradual que começa com a compreensão do real significado desses pontos estratégicos.

O ponto não é um botão, um mero interruptor com função mecânica. É, por definição, um centro de energia, de vida. São esses os santuários das forças inteligentes que reconstroem o nosso corpo enquanto dormimos, e conferem autonomia às nossas funções mais básicas e vitais.

Trabalhando em outro nível energético, o muscular, Whilhelm reich referiu-se à couraça muscular do caráter – contraturas crônicas causadas por energia psíquica estacionada nos músculos – como a "prisão da memória". O método Reichiano, hoje diferenciado nas diversas bioenergéticas contemporâneas, leva o paciente à consciência de sua maneira peculiar de contrair os músculos, permitindo-lhe assim desfazer suas couraças e libertar emoções reprimidas. As causas esquecidas dessa contratura cronificada afloram à consciência pelo "descongelamento" da memória aí estacionada. A couraça muscular, como de resto qualquer centro de energia obstruído, é o registro corporal de uma função impedida (contra-ação) no organismo que esqueceu sua capacidade natural de expressão.

OS PONTOS DE INTERVENÇÃO

Na extensão dos meridianos alinham-se quase 400 pontos. Com exceção dos 52 pontos pertencentes aos vasos centrais – Vaso da Concepção e Vaso Governador – todos os restantes estão duplicados simetricamente nos dois lados do corpo. A este número somam-se cerca de 200 pontos, em sua maior parte situados fera dos meridianos. São os tradicionais pontos extras e os recém-descobertos pontos novos que, malgrado sua efetividade, são considerados secundários por terem aplicações limitadas e exclusivas (há, por exemplo, um ponto extra utilizável exclusivamente para apendicite aguda). No total, existem por volta de 600 pontos – ou cerca de mil, se multiplicarmos por dois os pontos pares.

Nem todos os pontos, contudo, se equivalem em importância. Além disto, conforme sua localização, um ponto terá maior ou menor influência sobre a função afetada. Essa influência pode ser local – pontos situados na área afetada – ou à distância – pontos localizados nas extremidades superiores e inferiores.

São esses pontos distantes dos órgãos (encontrados, em sua maior parte, a partir dos cotovelos e joelhos até os dedos e artelhos) os considerados mais importantes, tanto para o tratamento dos respectivos meridianos quanto para a aplicação sintomática a nível de primeiros socorros. Somados a outros pontos igualmente importantes fora das extremidades e ainda eventuais pontos de ação específica (como certos pontos pediátricos utilizados neste livro) tem-se pouco mais de uma centena de pontos realmente importantes no que se refere à versatilidade e eficiência. Para a aplicação a nível doméstico, como no Do-In, o uso de 20 a 30 pontos chave será suficiente, num primeiro estágio.

LOCALIZAÇÃO DOS PONTOS

O que mais dificulta a prática das bioenergéticas orientais – da acupuntura ao Do-In – é, naturalmente, a nossa falta de familiaridade com os pontos de intervenção. O conhecimento da sua localização precisa, sua posição em relação a algum acidente anatômico, é fator determinante para o sucesso da prática. E essas referências deverão ser, pouco a pouco, memorizadas, se quisermos ir além dos manuais de instrução. Mesmo porque a literatura disponível sobre o assunto – nossos pequenos livros de Do-In, inclusive – é um tanto vaga quanto à disposição exata desses pontos no corpo. (O surpreendente é que, ainda assim, centenas de milhares de pessoas, nos diversos pontos do país, têm se beneficiado da prática do Do-In a partir da exclusiva orientação contida nesses sintéticos manuais!).

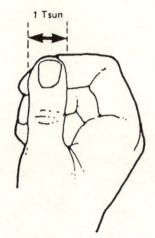

A polegada chinesa

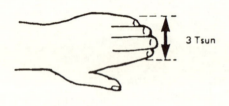

4 dedos correspondem a 3 Tsun

A intuição chinesa criou uma medida padrão para a localização de pontos a partir de referências anatômicas: a polegada ou **Tsun**. Ao contrário da polegada inglesa, o **Tsun** é uma medida variável conforme a compleição do paciente. E equivalente à maior distância da largura do polegar, na junta falangeal. Como um **Tsun** é quase a largura de um dedo de través (3 **Tsun** equivalem a 4 dedos), em certos casos é possível a conversão precisa ou aproximada já que na massagem não é necessária a localização milimétrica do ponto.

Em geral, o ponto mais adequado ao tratamento de um distúrbio (e, em certos casos, outros pontos direta ou indiretamente a ele relacionados) torna-se sensível à pressão, ou fica mesmo espontaneamente doloroso, o que facilita em muito a sua localização. Mas, por diferentes motivos, uma pessoa pode ter (e geralmente tem) diversos pontos sensíveis no corpo. Como regra geral, todo ponto doloroso ou tensionado merece ser tratado, massageado sem qualquer preocupação específica senão a de relaxar a couraça somática que invariavelmente retrata e intensifica o bloqueio energético. No tratamento sintomático, contudo, há que se conhecer previamente o ponto (ou pontos) especificamente relacionado ao sintoma que se pretende tratar. E, às vezes, o ponto chave, se situado distante da área afetada, pode não apresentar sensibilidade especial. Nesses casos as referências para a sua localização topográfica são simplesmente essenciais.

Ajuda ainda saber que os pontos estão sempre numa **depressão** – formada, às vezes, pela disposição anatômica de músculos, tendões ou juntas ósseas; ou uma depressão apenas esboçada, cujo reconhecimento exige experiência.

Em síntese, orientações técnicas, apesar de necessárias, têm, ao lidar com as energias do corpo, validade relativa se comparadas à sensibilidade e intuição advindas da freqüente relação direta com esses centros de consciência alojados no corpo.

PONTOS PEDIÁTRICOS

Além dos pontos e meridianos igualmente encontrados nos adultos, o corpo da criança apresenta certos pontos extras, de ação exclusivamente pediátrica. Assim, afora os tratamentos habituais da digitopressura, a massagem pediátrica chinesa inclui manobras nesses pontos especiais, alguns deles representados por linhas ou áreas. Embora pontos e zonas específicos à criança sejam encontrados em todo o seu corpo, é nas mãos que se localizam seus centros de energia mais importantes. Ademais, a grande vascularização da palma das mãos nos bebês e crianças pequenas faz com que essas áreas sejam particularmente usadas nos distúrbios infantis.

Os pontos pediátricos são estimulados de forma idêntica à dos pontos de meridianos, variando a técnica conforme a natureza do problema. As linhas são geralmente trabalhadas através de pressão e deslizamento linear com a polpa do polegar. O tempo médio do deslizamento é de aproximadamente 2 minutos.

A seguir, são enumerados os pontos e linhas específicos mais comumente usados na digitopressura infantil, e suas principais indicações:

1 — **LIU FU**: febre alta com sudorese, doenças de excesso de calor
2 — **NEI LAO GONG**: febres em geral
3 — **SZU FENG**: transtornos digestivos, meteorismo, cólicas abdominais
4 — **TIAN HE SHUI**: cólicas; ulcerações da boca; irritabilidade
5 — **SAN GUAN**: friagem, febre sem sudorese, calafrios; fraqueza corporal após doença
6 — **DA MENG WEN**: vômitos, tosse asmática
7 — **PI JING**: transtornos digestivos; diarréia, meteorismo, desnutrição
8 — **BAN MEN**: vômitos; falta de apetite; diarréia
9 — **XIAO HENG WEN**
10 — **BO YANG CHI**: prisão de ventre; sangue nas fezes
11 — **YI WO FENG**: dor abdominal; febre sem sudorese; convulsão
12 — **ER SHAN MEN**: convulsão; febre sem sudorese
13 — **SHANG MA**: suor noturno; febre com calafrios
14 — **WU ZHI JIE**: convulsão
15 — **LAO LONG**: convulsões graves com desmaio; excitação violenta
16 — **SHIN HSUAN**: síncope; convulsões; medo; susto

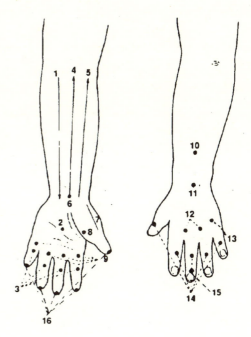

39

TÉCNICA

Preliminares

Antes de apresentar algumas técnicas do Do-In, certas considerações se fazem necessárias. Em primeiro lugar é importante estar ciente de que, embora o trabalho seja corporal, a meta última é intervir na energia essencial, essa força inteligente que confere vida ao corpo, e lidar com a vida faz esses métodos mais artísticos do que mecânicos.

Sem desconsiderar a importância do fator técnica, o lidar com tais energias puras — substrato último desse campo de forças a que se reduz o universo — é, principalmente, uma questão de saber contatar, absorver e canalizar vida através do corpo. É certo que algum resultado poderá sempre ser conseguido estimulando-se pontos mecanicamente, mas se você pretende tirar real proveito do poder mágico que todos temos, literalmente, às nossas mãos, deverá aprender a trabalhar com energia. Da mesma forma que, por outro lado, alguém exclusivamente intuitivo carece de técnica para melhor expressar seu potencial artístico.

Essas recomendações ganham mais em importância quando a massagem energética é feita em outra pessoa, como é o caso da maior parte dos tratamentos infantis constantes deste livro. Para evitar o cansaço ou mesmo mal-estar que muito freqüentemente resulta da prática em outra pessoa, e ainda assegurar benefícios tanto para o paciente quanto para o praticante, certas condições deverão ser observadas:

1 — A primeira regra, apesar de óbvia, nem sempre é respeitada: é fundamental que o praticante esteja em melhores condições que o paciente. Ou seja, sempre que possível evite tratar alguém quando você estiver cansado, doente ou emocionalmente perturbado. Os resultados poderão ser desastrosos para ambos.

2 — Como o trabalho nos pontos estratégicos evidencia a troca de energia entre duas pessoas, melhores resultados serão

conseguidos quando existe um certo grau de empatia. "Tornar-se um" com o paciente significa não adotar a postura onipotente do curador — o que detém o poder — mas imaginar-se simplesmente um instrumento, um canal, uma ponte que permita àquele que se perde comunicar-se mais harmoniosamente com seu meio natural. Se você não conseguir simplesmente se esvaziar da vaidosa expectativa de curar (o que fortalece o ego e, naturalmente, o separa mais do outro), tente mentalizar uma imagem que lhe pareça apropriada a esse encontro. Como, por exemplo, imaginar que a cada inspiração jatos de energia de cor dourada ou violeta atravessam o seu corpo a partir do alto da cabeça até às mãos, daí fluindo até o paciente. Ao expirar, o fluxo reverte (do outro para você) para ser escoado através dos seus pés. Ou então crie uma imagem que lhe seja mais conveniente. Por mais "mística" que essa idéia possa parecer, na prática é o que permite melhores resultados sem desgastes da parte do praticante. O insuspeito Albert Einstein, que também lidou com energia pura, sintetiza melhor a idéia: "a imaginação é mais importante que o conhecimento".

3 — Com a mesma preocupação de facilitar a relação, é recomendável evitar o envolvimento emocional com o paciente. Ainda que paradoxal, sentimentos de forte conotação emocional como pena, medo ou sensação de controle separam mais do que unem. Substitua-os pela serena identificação com a problemática do outro e a firme determinação de a resolverem juntos.

4 — Outras recomendações são de ordem mais técnica: o local onde será realizada a prática deverá ser ventilado, mas agradavelmente aquecido; as mãos do praticante devem estar limpas, aquecidas (friccioná-las é uma boa medida) e as unhas, bem aparadas; o paciente deverá ficar numa postura confortável (deitado, sentado ou de pé), em trajes sumários ou folgados (evitar roupa apertada ou sintética).

5 — Finalmente, as contra-indicações — circunstâncias em que o paciente só será tratado, com reservas, em condições de emergência, como medida de primeiros socorros.

- Pacientes com doenças degenerativas. Se os pontos para aliviar a dor ao invés de amenizar, a intensificarem ou provocarem outros desconfortos, descontinue o tratamento.
- Pacientes cardíacos graves, especialmente os portadores de marcapasso.
- Nas gestantes (v."Gestação e Parto", pág. 51)
- Imediatamente antes e, principalmente após uma refeição pesada ou atividade física extenuante.
- Pacientes com enfermidades da pele ou doenças contagiosas.
- Qualquer ponto situado em área onde haja contusões, feridas, fraturas, tumores, escoriações, cicatrizes ou inflamações e inchações.

MUITO ALÉM DA TÉCNICA

Uma última consideração preliminar envolve um pouco mais de reflexão acerca do "objeto" de intervenção – os pontos dos meridianos – e seu significado profundo na tradição médica chinesa. Da mesma maneira que os pontos não são propriamente "canais" condutores de alguma coisa que flui, mas o próprio fluxo em si marcando suas rotas no território corporal, os pontos representam as instâncias em que essas "linhas de ação" se articulam, ajustando sua dinâmica às condições do externo. São regiões pontuais onde os meridianos – basicamente assentados na musculatura da fáscia – emergem à superfície da pele e se abrem às influências do mundo. Os pontos exercem, assim, uma função homeostática, provendo os reequilíbrios contínuos ao organismo em relação às variáveis ambientais.

Na alquimia taoísta esses santuários são, por vezes, referidos como "cavernas do Shen" – uma alusão ao aspecto espiritual que rege a dinâmica funcional do Chi e "habita" esses centros de consciência. Evidentemente, métodos de estimulação apropriados facilitam a correção de funções alteradas. Mas, como o objetivo último é interagir com o poder ordenador que se opera a nível desses pontos – o Shen orquestrando as atividades do Chi –, é a disposição mental do praticante o fator que se mostra mais influente nessa operação.

E isso não significa apenas que a lida consciente com os pontos os torna mais operantes. Cada um desses vórtices, é certo, possui tendências e direções específicas, mas todo ponto dispões igualmente de uma natureza holográfica: devidamente abordado cada ponto pode evocar a função dos outros pontos. E, como ensina a tradição chinesa, o potencial do ponto evolui com o conhecimento do praticante.

Técnicas
de Intervenção

Em princípio, todo distúrbio funcional — hiper e hipoatividades inadequadas, dores, desconfortos e outros sinais de mau funcionamento quando não existe lesão orgânica — se traduz por um desequilíbrio energético, ou "doença do Chi", no jargão da medicina chinesa. Essa fase inicial, pré-clínica, implica fatalmente em um desarranjo no fluxo das forças autônomas — energia-informação — responsáveis pelo comando, coordenação e adaptação dos processos dinâmicos. E no conseqüente recalque e perversão das pulsões correspondentes às funções prejudicadas.

Legítimos representantes das mais primitivas funções vitais, os sistemas de energia — meridianos e pontos chineses, e outros circuitos análogos — serão os primeiros a sinalizar o problema. Bloqueios dos pontos energéticos e decorrentes deslocamentos das energias — produtos e causas da disfunção — como que desenham no corpo o "lay-out" da enfermidade. Embora tal desarranjo possa se tornar crônico a nível energético, como no caso das desordens mentais, sua tendência é evoluir para o estágio lesional — a marca concreta da doença.

No início, contudo, quando os bloqueios mais ou menos generalizados ainda começam a se instalar nos circuitos de energia — condição apenas parcialmente saudável, comum à maioria das pessoas atualmente — a intervenção é compreensivelmente mais fácil e bem sucedida. Aqui, a prática diária dos exercícios preventivos do Do-In (v. pág. 127) pode ser uma boa solução. A visita freqüente às áreas estratégicas do corpo, se desenvolvida de maneira atenta e organizada, permite manter os caminhos das energias em razoáveis condições de fluxo.

Quando já existem sintomas, contudo, é sinal de que pontos resistentes ameaçam cristalizar sua condição e já comprometem funções específicas. Agora, torna-se necessário reconhecer o ponto ou pontos envolvidos e buscar normalizar sua condição pelo método apropriado, ou seja, o tipo de intervenção adequado à natureza do sintoma.

Diferente da prática preventiva, cujos pré-requisitos são um conhecimento básico da topografia dos meridianos no corpo, seu sentido de fluxo e, naturalmente, algumas manobras que servem a sua estimulação, no tratamento **sintomático** conhecer a localização precisa dos pontos é simplesmente essencial. E, evidentemente, saber qual o ponto ou pontos melhor indicados para o problema que se deseja tratar.

Para os não iniciados nas artes terapêuticas chinesas, tais informações podem hoje ser parcialmente obtidas a partir das sugestões contidas nos diversos manuais que versam sobre a aplicação sintomática dos pontos de energia (v. "Tratamentos Infantis" pág. 69). O fato de estas sugestões nem sempre serem coincidentes apenas atesta o conhecimento parcial que ainda se tem do vasto e versátil potencial curativo contido nesses centros estratégicos do corpo.

Após a seleção dos pontos a serem experimentados para um problema particular, surge a polêmica maior: como tratá-los. A dificuldade em interpretar corretamente os diferentes métodos tradicionais faz com que os autores ocidentais, e mesmo os orientais contemporâneos sejam um tanto evasivos quanto à forma de pressionar os pontos de tratamento.

O método aqui adotado, sem pretender ser exclusivo ou definitivo, tem certas virtudes que o distingue de outros que tive oportunidade de experimentar. Alia simplicidade a razoável efetividade e ainda, como um gesto natural, pode ser facilmente entendido, portanto conscientemente utilizado. Lidar conscientemente com os santuários de energia — eles mesmos, "centros de consciência" — é o que permite transcender as limitações de pressionar pontos mecanicamente como se fossem meros botões.

SÍNDROMES DE EXCESSO E DEFICIÊNCIA

O desarranjo do fluxo energético se caracteriza por duas condições opostas, os polos do desequilíbrio: excessos e deficiências ao longo do circuito, com decorrentes hiper e hipoatividades das funções correspondentes. Tais disfunções não são mais do que formas alternativas desenvolvidas pelo organismo para contornar o problema — o bloqueio da energia e a paralização da função —, uma tentativa de atingir um novo nível de equilíbrio que o permita continuar funcionando, mesmo que precariamente. O sintoma é a manifestação sensível de que uma nova estratégia de comportamento foi adotada, já alterando o ritmo fisiológico.

Atuar sintomaticamente sem cuidar de intervir na raiz causal do distúrbio é, reconhecidamente, uma forma paliativa de coibir os esforços do organismo e provocar novos e diferentes sintomas. Diferente, contudo, é a intervenção sintomática a nível energético. Aqui, a supressão de dores e disfunções pelo estímulo dos pontos adequados significa prover o organismo de informações que o permitam lidar com o problema de maneira menos custosa e desagradável.

O método aqui proposto sugere a necessidade de começar por se identificar a natureza do sintoma (excesso ou deficiência). Sintomas de excesso deverão ser sedados, vale dizer, esvaziados pelo redirecionamento das energias para formas mais apropriadas de expressão. Já os sintomas de deficiência exigem a tonificação, uma espécie de subsídio concedido à função inibida.

Distinguir entre as duas categorias de sintomas é, com um mínimo de reflexão, tarefa relativamente fácil:

Excessos são manifestações catárticas que sugerem tentativas mais ou menos drásticas de eliminação, tais como hiperatividades, descontroles, euforia, estados ansiosos, cólicas, nervosismo, infecções, febres e dores em geral.

Deficiências se manifestam como hipoatividades, depressões, insegurança, prostração, desmaio, astenia, medo, insuficiência orgânica etc.

MÉTODOS DE TRATAMENTO

Uma vez identificada a natureza do problema (preocupação desnecessária no que se refere aos tratamentos sugeridos neste livro, que prescrevem a técnica adequada a cada distúrbio particular) resta adotar o método apropriado para tratá-lo.

SEDAÇÃO

Empregada para acalmar, relaxar e produzir alívio nas dores em geral, nos estados de excitação e descontrole, nas hiperatividades e nas tensões musculares e nervosas.

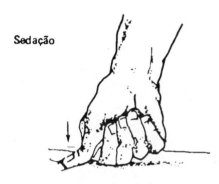
Sedação

O método consiste em pressionar firme e profundamente o ponto escolhido com a polpa, a ponta ou, em certos casos, a unha do polegar. A pressão é sempre **contínua**, monótona, durante um período que pode variar, em média, de um a cinco minutos.

TONIFICAÇÃO

Utilizada para fortalecer, estimular, tonificar o organismo, nos casos de astenia, depressões, dificuldades funcionais, prostração, desmaio etc.

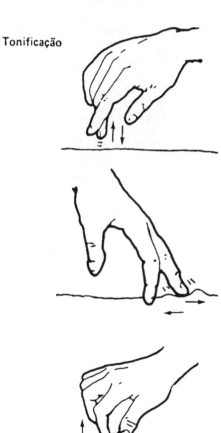
Tonificação

Aqui a pressão é ligeira, superficial, mas repetida (cerca de dois movimentos por segundo).

Conforme o ponto, a tonificação comportará certas variáveis: **1.** pressão intermitente com a ponta do dedo (geralmente usa-se o dedo médio) – bater repetidamente com a ponta do dedo médio (a percussão, com o punho relaxado, é ligeira mas vigorosa, deixando a pele um pouco inchada e vermelha no local tratado); **2.** firmar o dedo sobre o ponto e mover a pele para frente e para trás, alternadamente (não deslizar o dedo sobre a pele); **3.** beliscar repetidamente com o polegar e o indicador. Como na sedação, trata-se até a solução do problema.

O gesto de apertar continuamente uma parte do corpo é muitas vezes uma forma espontânea, intuitiva, de aplacar a dor, aliviar a área congestionada. Abraçar ou segurar firmemente uma pessoa agitada serve para acalmá-la, detê-la (aplacar suas forças), contê-la (absorver suas energias). Gestos explicáveis, já que a pressão forte e ininterrupta produz localmente o defluxo da circulação sangüínea, a inibição da sensibilidade, a **sedação** dos fluxos vitais.

Já o toque repetido, intermitente, provoca a intensificação da circulação e da sensibilidade local, a **tonificação** da energia vital.

49

Tapinhas nas costas e, em certos casos fortes sacudidelas, são gestos universais para transmitir estímulo e energia!

HARMONIZAÇÃO

Quando houver dúvidas quanto à natureza do sintoma (excesso ou deficiência), pode se utilizar um terceiro método, aplicável a ambos os casos: a harmonização. Sua ação é a de regularizar a energia do ponto segundo a necessidade do organismo, daí o seu significado harmonizante. Mais do que nos outros casos, aqui a concentração mental ganha em importância: tenha em mente o propósito firme de harmonizar o fluxo energético e reequilibrar a condição do ponto. É útil criar a imagem do resultado desejado como se o mesmo já tivesse sido atingido.

A técnica é igualmente simples. Consiste em pressionar o ponto firme e fixamente com a ponta do dedo médio ou polegar e exercer movimentos circulares para um lado, depois para o outro, **sem deslizar o dedo sobre a pele**, ou seja, o ponto será movido juntamente com o dedo. O movimento é rápido e alternante (cerca de duas rotações por segundo para cada lado) e o tempo de duração é o mesmo dos métodos anteriores.

INTENSIDADE DO TOQUE

Este é um aspecto de difícil generalização. O grau de intensidade dos toques será, antes de tudo, compatível à constituição, condição física e idade da pessoa. Nas crianças o tratamento será consideravelmente mais suave. Nos primeiros meses o toque consiste em praticamente encostar o dedo sobre o ponto e trabalhá-lo com o mesmo cuidado que exige o lidar com um bebê.

Diferentes regiões do corpo requerem ainda diferentes cuidados: nas áreas delicadas, frágeis, tais como peito, abdômen, parte superior da face e alto da cabeça, a pressão deverá ser comparativamente mais branda. Áreas musculosas e geralmente tensionadas como ombros, dorso, nádegas e pernas exigirão estímulos mais vigorosos.

O grau de intensidade das pressões e percussões é, portanto, menos uma questão de normas pré-estabelecidas do que de sensibilidade e bom senso assim como de experiência. Uma boa medida consiste em começar com uma pressão (ou percussão, dependendo do caso) leve e intensificá-la gradativamente; quando atingir o ponto em que a sensação se torna muito desagradável reduza a intensidade.

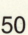

Harmonização

TEMPO

À semelhança das técnicas de estimulação, o fator tempo é uma exigência que varia segundo a singularidade do problema. O tempo de tratamento para cada ponto proposto neste manual é, como tudo mais, uma sugestão apoiada na experiência. O período de um a cinco minutos é tão somente o tempo médio requerido para se obter uma boa resposta do ponto. Mas, de fato, cada caso é um caso: algumas vezes a resposta é instantânea, como nas emergências; em outras, há que persistir até que o resultado se mostre satisfatório, ou acrescentar outros pontos sugeridos.

DURAÇÃO DO TRATAMENTO

Quando utilizados preventivamente ou como terapia coadjuvante para perturbações crônicas, os tratamentos sugeridos deverão se estender por cerca de dez dias seguidos, com duas sessões diárias (preferencialmente de manhã, em jejum, e à noite, antes de deitar).

Já o tratamento sintomático de emergência fica naturalmente reservado às manifestações agudas do problema. Aos primeiros sinais do distúrbio, localize o ponto indicado e aplique o método sugerido.

Com exceção dos pontos pertencentes aos dois meridianos ímpares, que passam pelas linhas medianas ventral e dorsal, todos os demais pontos são bilaterais, duplicados simetricamente nos dois lados do corpo, o que significa que deverão ser tratados simultaneamente. Quando isto não for possível, trate um lado (não faz diferença se primeiro o esquerdo ou o direito) e, imediatamente após, repita o tratamento no outro lado (com a mesma intensidade, o mesmo período de tempo). Com a prática apercebemo-nos que certos pontos podem apresentar mais efetividade de um lado, dependendo do sintoma a ser tratado. No início, contudo, é recomendável tratar bilateralmente todos os pontos pares, exceto quando houver recomendação contrária no texto (o ponto **C1**, por exemplo, é indicado para hemorragias graves, mas apenas de um lado dependendo do caso: hemorragia arterial, somente o ponto esquerdo; venosa, só o direito).

Em certos casos haverá uma série de pontos indicados para um mesmo distúrbio. Se o primeiro ponto for suficiente para resolver o problema, desconsidere o restante. Caso contrário, prossiga tratando cada ponto sugerido até conseguir o resultado desejado. Havendo recorrência do sintoma, reinicie o tratamento com o ponto que se mostrou mais efetivo. Você poderá repetir o tratamento sempre que necessário, mas é importante considerar que se o problema insiste em retornar é porque já tem raízes mais profundas e exige uma intervenção mais apropriada. Uma dor de dente, por exemplo, que retorna após repetidos tratamentos dos pontos indicados sugere, é claro, uma urgente visita ao dentista!

Mas, vale ainda insistir, a ação sedativa dos pontos **não** deve ser considerada uma máscara de sintomas. O mecanismo de ação do Do-In (e de outras técnicas bioenergéticas, orientais ou ocidentais) ainda não foi desvelado com nitidez pela ótica ocidental contemporânea, mas a experiência nos sugere que, longe de inibir percepções, o trabalho nos pontos de energia tende a tornar o organismo mais lúcido pela liberação dos seus "centros de consciência" bloqueados e, portanto, mais apto a lidar com suas dificuldades a partir dos próprios recursos. Se estas se mostrarem resistentes (porque a doença já evoluiu para estágios mais avançados) os sintomas retornam ou simplesmente não respondem ao estímulo do ponto.

MARTELO DE 7 PONTAS

Uma técnica tradicional de aplicação especificamente pediátrica é a percussão com o martelo de sete pontas. Trata-se de um pequeno martelo de haste flexível com cerca de 20 cm de comprimento, tendo em um lado da cabeça seis agulhinhas curtas (3-5mm) dispostas em hexágono e mais uma no centro, e na outra face sete agulhas reunidas no meio. Originalmente feito de madeira de ameixeira, o martelo de sete pontas, atualmente de poliéster, metal ou plástico é encontrado em lojas chinesas e japonesas especializadas.

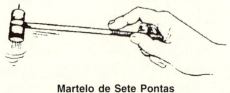

Martelo de Sete Pontas

Alternativa inserida entre as técnicas de acupuntura e da digitopressura, o método do martelo é de fácil utilização e perfeitamente seguro no tratamento de crianças. As percussões podem ser dirigidas tanto aos pontos de digitopressura (ou acupuntura) quanto às linhas e zonas pediátricas, e mesmo a todo o segmento do meridiano.

As técnicas são simples: percussões centrípetas (periferia-centro) no sentido horário, rápidas e leves têm ação energizante (tonificação); batidas centrífugas (centro-periferia) no sentido anti-horário, mas lentas e fortes têm efeito calmante (sedação).

Todas as técnicas digito-manuais indicadas no capítulo "Tratamentos Infantis" podem ser efetuadas com o martelo de sete pontas, isoladamente ou como método complementar.

Gestação e Parto

O comportamento da gestante — sua alimentação e respiração, seus pensamentos e emoções, todas as suas atividades, enfim, representam um fator de evidente contribuição e modificação para o delicado processo de interação das energias fundamentais que organizam o desenvolvimento embrionário. Nesse período, a prática de exercícios, em especial daqueles que atuam nos centros de energia do corpo, deverá ser desenvolvida de maneira atenta e cuidadosa.

No Do-In certos procedimentos poderão ser contra-indicados durante a gravidez:

1 — **É absolutamente proibida a massagem ou pressão em toda a região do ventre.**
2 — **Os pontos** BP6, IG4 e F3 **serão utilizados com cautela (ou simplesmente não utilizados), especialmente no início e no final da gravidez ou quando existir o perigo de aborto. Considerados de ação abortiva, esses pontos serão úteis durante o parto, mas somente após iniciado o trabalho, nunca antes.**
3 — **Em geral, a prática de exercícios preventivos de Do-In, bem como os tratamentos de seus pontos de primeiros socorros, deverão ser efetuados de forma moderada e atenta. Qualquer resposta desagradável do organismo será sugestão para o abandono da prática.**

Por outro lado, existem pontos que se aplicam precisamente ao período da gestação e ao trabalho de parto.

PARA APRIMORAR A CONSTITUIÇÃO EMBRIONÁRIA

Segundo a tradição médica chinesa, há um único ponto — o **R9** — cuja estimulação interfere diretamente na energia ancestral, sendo utilizado durante a gravidez "para interromper toda a transmissão hereditária ou ancestral negativa". Conforme as verificações de Soulié de Morant, se o ponto é estimulado nos

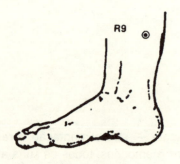

terceiro e sexto meses, a criança disporá, ao nascer de mais saúde, maior vitalidade e resistência à doença.

O tratamento consiste em pressionar o ponto **R9** e exercer rotações rápidas e alternadas (2 rotações p/seg. para cada lado), diariamente por 5 minutos, durante os terceiro e sexto meses.

Ponto R9 — localizado 7 dedos (da própria gestante) acima do maleólo interno e cerca de 1 dedo atrás da borda posterior da tíbia.

PARA DESCONFORTOS NA GRAVIDEZ

Primeiramente, convém lembrar que os desconfortos na gravidez são, geralmente, causados por variações hormonais e toxinas excretadas pelo feto, as quais seriam normalmente eliminadas pela gestante saudável. Duas colheres (sobremesa) de levedo de cerveja em pó em um copo d'água, diariamente, de preferência em jejum, podem ajudar o fígado e depurar o organismo e ainda fornecer uma boa dose de proteínas, minerais e vitaminas — especialmente as do complexo **B** — tanto para a gestante quanto para o bebê.

Segundo Naboru Muramoto, a causa mais freqüente dos chamados enjôos matinais está na carência de cálcio no organismo da gestante, insuficiente para suprir as demandas do bebê em formação. Geralmente, nesses casos a mulher sente "desejos" por alimentos ácidos — frutas cítricas, vinagre —, os quais, consumidos no início da gravidez, facilitam a assimilação do cálcio pelo bebê e eliminam essas indisposições. Especialmente eficaz é a ameixa salgada (umeboshi), encontrada em lojas de produtos naturais.

Mas como a gestante no caso dispõe de parcas reservas minerais, esses alimentos ácidos acabarão por transferir o cálcio de seus dentes e ossos para sua corrente sangüínea, tornando-o utilizável para o bebê. Em outras palavras, enquanto a criança recebe sua quota de cálcio, a mãe corre o risco de perder os seus dentes.

A solução, evidentemente, está em uma dieta rica o bastante em cálcio para suprir as reservas da gestante e as necessidades essenciais do bebê. Excelentes fontes de cálcio são as algas marinhas (disponíveis "in natura" ou em pó, no mercado naturista); as sementes de gergelim e de girassol; os vegetais de folhas verdes; as leguminosas secas; as castanhas e as frutas secas; e os ovos, o leite e o queijo.

Esses mesmos alimentos, acrescidos de cereais integrais e produtos da soja (o tofu, o shoyu e, principalmente, o missô), fornecerão à gestante uma boa dosagem de proteínas, ferro e outros nutrientes especialmente necessários no período de gestação.

No Do-In há um ponto que pode ser considerado, por excelência, o ponto da gestante. Específico para vômitos e enjôos, o ponto **R21** serve também para outros problemas da gravidez como falta de apetite, dores nos lados do corpo etc...

Tratá-lo através de pressão contínua com a ponta do dedo médio durante 3 a 5 minutos (para falta de apetite, pressionar o ponto repetidamente).

Ponto R21 — localizado imediatamente abaixo da borda inferior da caixa torácica, a 1 polegar ao lado da linha mediana do peito.

Outro ponto importante, o **CS6**, presta-se exclusivamente aos casos de vômitos e enjôos. Tratar como o anterior.

Ponto CS6 — 2 polegares acima da linha do pulso, entre o rádio e o cúbito.

Para câibras musculares basta pressionar continuamente os pontos **F3** e/ou **VB34** com a ponta do polegar durante 1 a 3 minutos.

Ponto F3 — localizado no ângulo formado pelos 1º e 2º metatarsos, no dorso do pé.

Ponto VB34 — localizado na lateral externa da perna, numa depressão abaixo e à frente da cabeça do perônio.

DIFICULDADES NO PARTO:

A utilização do Do-In no trabalho de parto sugere necessariamente um parto do tipo "natural", assistido por um obstetra consciente de que, em circunstâncias normais, o uso de anestesias e medicamentos pode tornar-se absolutamente desnecessário. Há, hoje, um bom número de médicos adeptos desses métodos naturais, que incluem variantes como o parto de cócoras, o parto em casa ou simplesmente o parto sem medicamento, em hospital.

Esses métodos são habitualmente precedidos de cuidadosa preparação através de técnicas de relaxamento e respiração e da orientação técnica e psicológica, que conferem à gestante a

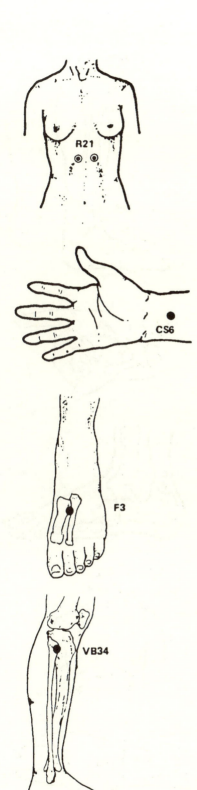

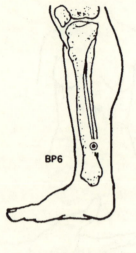
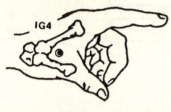
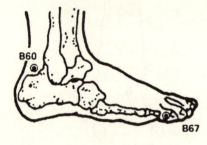
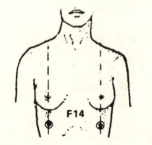
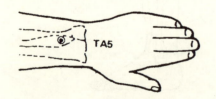

compreensão de que o parto não é necessariamente uma experiência dolorosa. Cursos de preparação para o parto natural são atualmente ministrados em diversos núcleos de yoga e outras entidades de caráter naturista, e já existem, mesmo em nosso idioma, instrutivas publicações versando sobre o tema.

As técnicas do Do-In aqui sugeridas poderão ser aplicadas pelo obstetra ou parteira, ou, ainda melhor, pelo próprio companheiro da gestante. Além de dar evidente apoio psicológico à mulher, o futuro pai tem assim a oportunidade de sair da angustiante, impotente condição de espectador passivo para uma participação ativa e direta no nascimento do seu filho.

Os pontos abaixo são indicados para auxiliar o trabalho de parto (mas somente após o seu início, nunca antes), especialmente para o parto prolongado e difícil, com atonia uterina e/ou dores intensas. Nessas circunstâncias, ou simplesmente quando se intensificarem as dores das contrações, tratar com pressão contínua do polegar exercendo rotações rápidas e alternadas (2 rotações p/seg. para cada lado), durante 1 a 3 minutos cada ponto utilizado. Se necessário, trabalhar toda a série, ou ater-se aos pontos que produzirem melhor resposta.

Ponto BP6 — localizado sobre a borda superior da tíbia, 4 dedos acima do ponto mais saliente do maléolo interno.

Ponto IG4 — no dorso da mão, no ângulo formado pelos 1º a 2º metacarpianos.

Ponto B67 — cerca de 2 mm atrás do ângulo ungueal externo do 5º dedo do pé.

Ponto B60 — acima da borda superior do calcâneo, entre o maléolo externo e o tendão de Aquiles.

Ponto F14 — na linha vertical do mamilo, entre as 6ª e 7ª costelas.

Ponto TA5 — na face dorsal do braço, 3 dedos acima da linha de flexão do pulso, entre o rádio e o cúbito.

NOTAS:
1 — A combinação dos pontos **BP6** e **IG4** é especialmente efetiva para estimular as contrações.
2 — Os pontos **B60** e **TA5** são específicos para as dores das contrações.

AFECÇÕES PÓS-PARTO

Já indicado para dificuldades durante o trabalho de parto, o ponto **F14** é igualmente útil em todas as complicações pós-parto. Além deste, alguns pontos têm aplicação específica:

Quando houver retenção da placenta massagear os pontos **B60** e **VC3** com pressão intermitente com a ponta do dedo médio ou polegar, durante 3 a 5 minutos cada ponto, alternadamente, até à normalização.

Ponto B60 — localizado acima do bordo superior do calcâneo, entre o maléolo externo e o tendão de Aquiles.

Ponto VC3 — na linha mediana anterior, 5 dedos abaixo do umbigo.

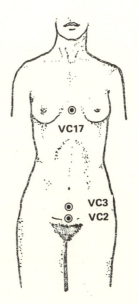

Se persistir a hemorragia após a eliminação da placenta, pressionar continuamente o ponto **VC2** com a polpa do polegar até estancar o sangramento.

Ponto VC2 — localizado no bordo superior do osso púbico, na linha mediana anterior.

Em caso de síncope massagear energicamente o ponto **C7** com a polpa do polegar, em movimentos pronunciados no sentido da mão.

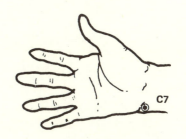

Ponto C7 — localizado na linha de flexão do pulso, sobre a artéria cubital.

É importante considerar que essas complicações pós-parto podem ser em certos casos da maior gravidade, exigindo intervenção cirúrgica ou outros cuidados médicos de emergência. Quando pronta e corretamente utilizados, os tratamentos aqui descritos poderão evitar providências extremas, mas, evidentemente, deverá sempre prevalecer o bom senso.

Para insuficiência de leite na amamentação massagear intensamente o ponto **VC17** com a ponta do polegar, em movimentos pronunciados para cima, durante 5 minutos, diariamente.

Tratar igualmente os pontos **P1**, **CS1** e **E16**.

Ponto VC17 — localizado no centro do osso esterno, no meio da linha horizontal dos mamilos.

Ponto P1 — entre as 1ª e 2ª costelas, a 8 dedos da linha central do peito.

Ponto CS1 — um polegar lateral ao mamilo.

Ponto E16 — No 3º espaço intercostal na linha perpendicular do mamilo.

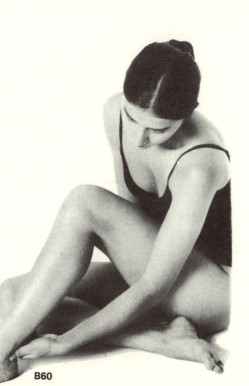

MASSAGEM EM BEBÊS

Primeiro Toque

Ao ensinar-nos que a experiência do nascimento não deve ser necessariamente dolorosa mas, pelo contrário, pode ser a mais extraordinária das aventuras tanto para a criança quanto para a parturiente, Frédérick Leboyer subverteu as noções basilares que sustentam os métodos convencionais da obstetrícia moderna. No mais belo dos seus livros, "Shantala", o médico francês prossegue comemorando a vida. Fala, com precisão e poesia, de uma forma de atenuar a ruptura dramática na relação intra-uterina através de uma antiga arte de massagens em bebês desenvolvida e preservada na tradição da cultura indiana.

Segundo Leboyer, essa decisiva relação amorosa entre a mãe e o seu bebê deverá ser exercitada diária e metodicamente entre o segundo e o quinto mês de vida. Durante o primeiro mês, apenas o contato natural imediato, íntimo e prolongado, tão necessário à saúde física e psíquica do recém-nascido. Aí, trata-se do toque carinhoso espontâneo, uma suave preparação para a massagem a ser desenvolvida após os primeiros trinta dias.

O método aqui sugerido é o mesmo redescoberto por Leboyer numa pequena aldeia do Sul da Índia. Simples, exige para a sua prática um mínimo de técnica e a determinação de estabelecer amorosamente um intenso diálogo tátil com esse pequeno ser que se constrói.

Essa relação deverá ser prazeirosa, e o prazer só existe se for mútuo. Uma seqüência apressada de manobras e fricções de rotina transmitirá tanto amor quanto o estéril "seio mau". Ritmo, intensidade e tempo de duração da massagem são fatores a serem determinados ao longo da experiência. Numa atividade que se propõe essencialmente criativa e natural, não há lugar para regras fixas e tecnicismos extremados.

Cabem, contudo, algumas considerações preliminares:

Nos primeiros dias, o toque — simples carícias — será naturalmente suave e sua duração, curta: não mais do que alguns minutos. Este contato evolui gradualmente até o final do primeiro mês, quando começa a massagem propriamente dita, cuja duração deverá ficar entre vinte e trinta minutos diários.

O local terá que ser acolhedor, sossegado e, como a criancinha estará sem roupas, a temperatura ambiente deverá ser agradável. O melhor momento é de manhã, podendo a massagem ser repetida à tardinha, mas é importante que o bebê não esteja de estômago cheio — de preferência em jejum.

O objetivo maior da massagem é transmitir ao bebê serenidade, segurança e afeto. As manobras deverão ser, a um tempo, firmes e suaves. Leboyer sugere que a mãe esteja sentada no chão, as pernas distendidas, a coluna reta sem tensão, relaxada. O bebê ficará disposto sobre suas pernas, a cabecinha acomodada sobre seus joelhos.

Ao iniciar a massagem, umedeça as mãos com óleo vegetal puro, ou seja, somente o tipo de óleo que você usaria internamente, pois ele será certamente absorvido pela pele. Isto exclui todos os óleos minerais. Coloque algumas gotas na palma das mãos e esfregue-as, uma contra a outra, antes de massagear.

Embora aqui descritas por partes, as manobras — lentas e superficiais — devem ser desenvolvidas de maneira fluente, sem interrupção até o final da massagem completa.

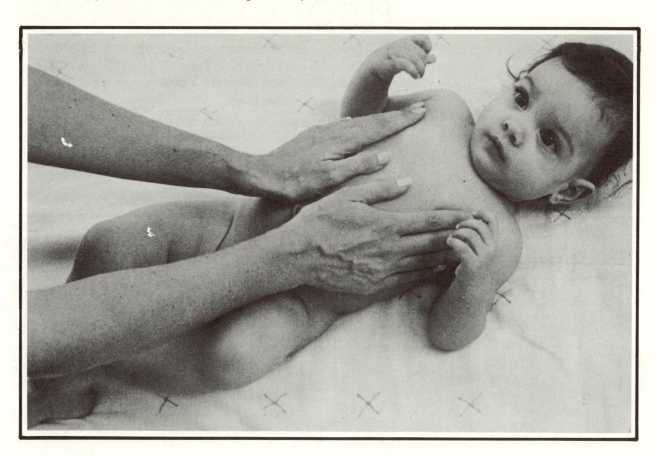

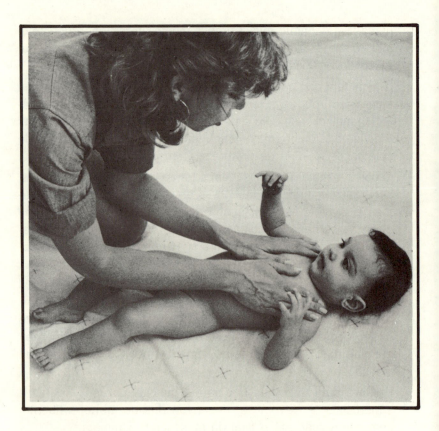

PEITO

1 — Coloque as mãos abertas sobre o peito do bebê — uma de cada lado do osso esterno — e deslize-as para os lados acompanhando as costelas, alisando a pele no sentido dos braços, repetidamente, várias vezes.

2 — Deslize a sua mão direita, a partir do lado esquerdo do abdomem até o ombro direito do bebê, cruzando toda a extensão do tronco; com a mão esquerda, faça um movimento no sentido oposto (do abdomem direito ao ombro esquerdo), alternando continuamente as mãos várias vezes.

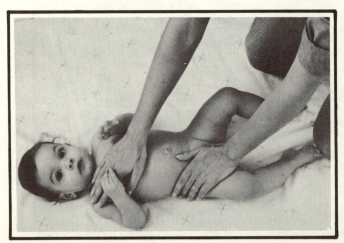
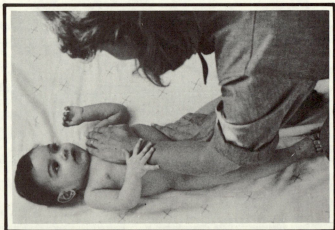

BRAÇOS

3 — Deite o bebê de lado. Com a mão esquerda, segure sua mãozinha delicadamente e distenda seu braço, mantendo-o levemente esticado para cima. Envolva o ombro da criança com a mão direita e faça um movimento de amassamento até o pulso; aí, a mão direita segura a mão do bebê enquanto a esquerda repete a manobra. Repita várias vezes, alternando seguidamente as mãos.

4 — Coloque uma mão em torno do ombro do bebê, e a outra logo abaixo, envolvendo seu bracinho e mantendo-o distendido para cima. Faça suaves movimentos de torção com as mãos em sentidos opostos, subindo do ombro até a mão. Trabalhe mais demoradamente na região do pulso.

5 — Massageie profusamente a palma da mão, da base até os dedos, com os polegares; depois deslize suavemente seus dedos sobre a mão do bebê, da palma até a ponta dos dedos.

Vire o bebê para o outro lado e repita os exercícios 3, 4 e 5 no outro braço.

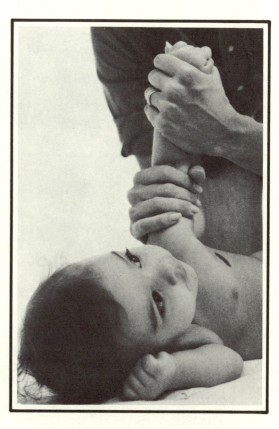

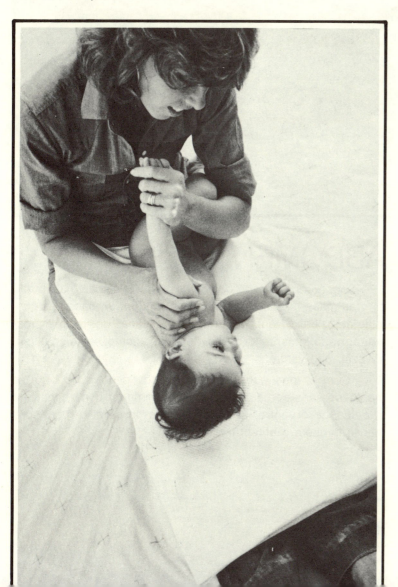

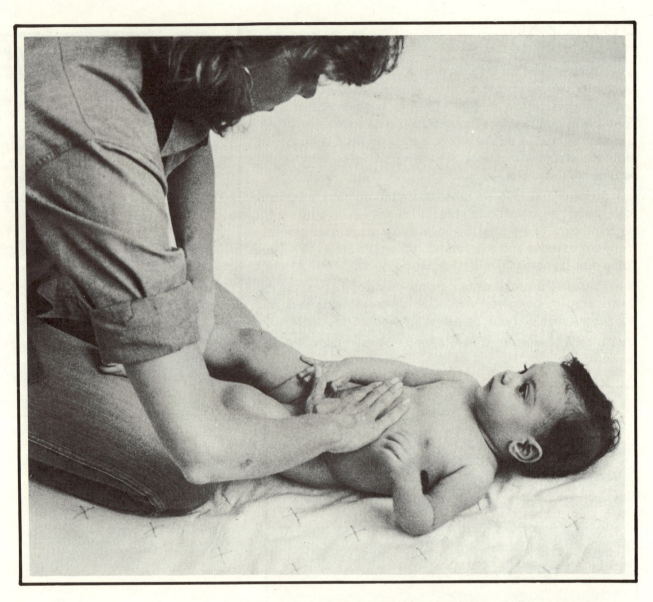

ABDÔMEN

6 — Com o bebê deitado de costas, faça um trabalho alternado com as mãos, deslizando uma após a outra, da base das costelas até o baixo ventre. As mãos distendidas deslizam e pressionam suavemente o corpo do bebê, como se buscassem esvaziar seu ventre.

7 — Com a mão esquerda segurando os pés do bebê e mantendo suas pernas verticalmente acima do corpo, continue trabalhando o ventre, sempre de cima para baixo, usando a mão e também o antebraço direitos.

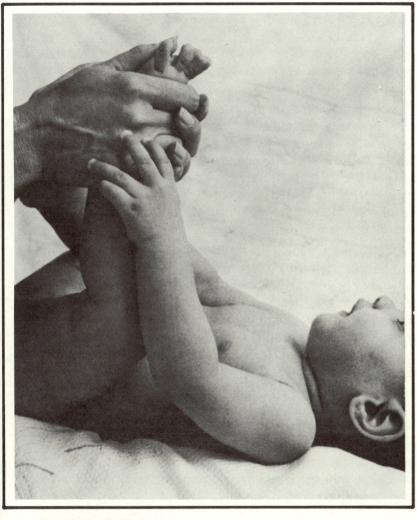

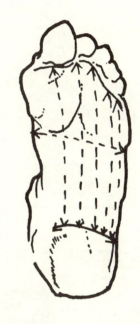

PERNAS

8 — Envolva a perna do bebê com as mãos em forma cilíndrica, dispostas uma imediatamente após a outra, e faça um movimento de amassamento, da coxa até o tornozelo.

9 — Com as mãos envolvendo a perna do bebê como no exercício anterior, mas atuando em sentidos opostos, faça movimentos de torção, da base da perna até os pés. Dê especial atenção à área do tornozelo.

10 — Massageie a planta do pé com os polegares seguindo as linhas pontilhadas na ilustração, depois trabalhe profusamente usando a palma da mão.

Repita as manobras (8 a 10) na outra perna do bebê.

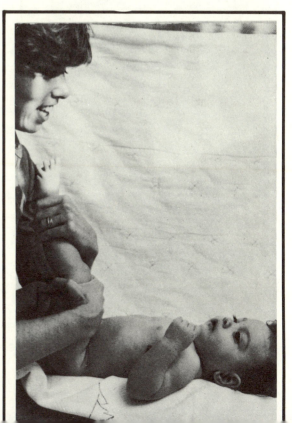

COSTAS

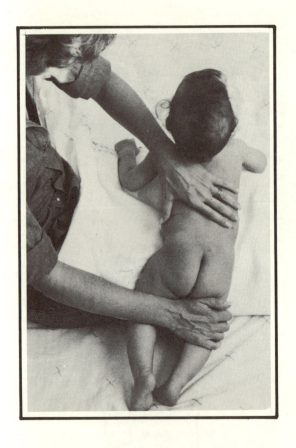

Agora, o bebê deve ser colocado de bruços, mas transversalmente em relação as pernas da mãe (a cabeça da criança voltada para o lado esquerdo da mãe).

11 — Com as palmas da mão alternando-se em movimento de vai-e-vem, faça manobras de amassamento, transversalmente em toda a região dorsal do bebê. Comece na altura dos ombros e vá descendo pelas omoplatas, área renal e nádegas. Recomece a partir daí, subindo reto até o ombro e retorne transversalmente até a nádega oposta; continue reto até o ombro e cruze novamente até a nádega oposta, continuamente, para cima e para baixo, várias vezes.

12 — Coloque a mão direita sobre as nádegas do bebê e a mantenha firme até o final deste exercício. Enquanto isto, trabalhe com a mão esquerda, deslizando-a lenta e firmemente pelas costas do bebê, comprimindo e empurrando a pele, desde a nuca até as nádegas do bebê; a mão direita, segurando firmemente as nádegas, opõe-se ao deslocamento efetuado pela esquerda. Repetir várias vezes lenta e continuamente, sempre de cima para baixo.

13 — Este exercício é bastante semelhante ao anterior. A diferença é que, agora, a mão direita segura delicadamente os pés do bebê, mantendo seus joelhos bem separados; a mão esquerda continua deslizando através das costas do bebê mas não se detém nas nádegas: prossegue pelas pernas, descendo até os calcanhares. E recomeça a partir da nuca, repetindo a manobra várias vezes.

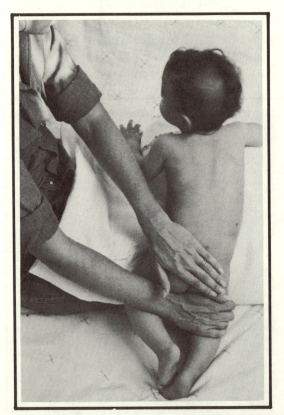

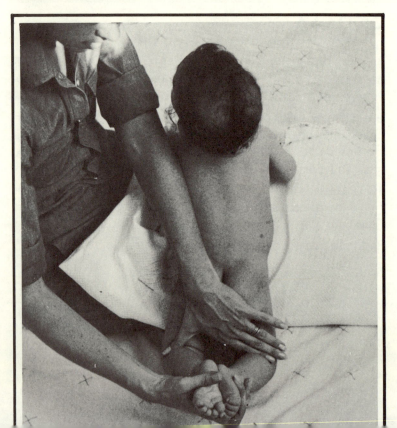

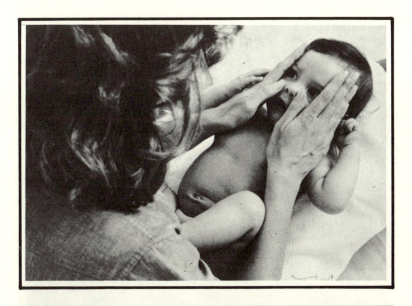

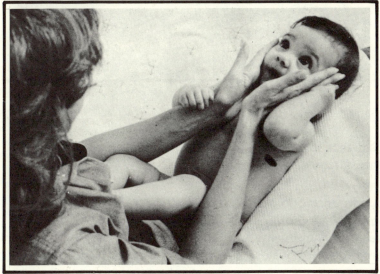

FACE

O bebê fica novamente de costas, sua cabeça acomodada entre os joelhos da mãe.

14 — Com as mãos distendidas trabalhe em toda a área da testa, deslizando os dedos do centro até as frontes, seguindo a linha das sobrancelhas e continuando acima das maçãs do rosto até o alto das orelhas, repetidamente, várias vezes.

15 — Com os polegares, massageie rápida e repetidamente os lados do nariz do bebê, da base à ponta, num movimento longitudinal de vai-e-vem contínuo, para baixo e para cima.

16 — Pressione levemente os polegares sobre os olhos fechados do bebê, depois desça pelos lados do nariz até os cantos da boca, terminando na borda inferior das maçãs do rosto.

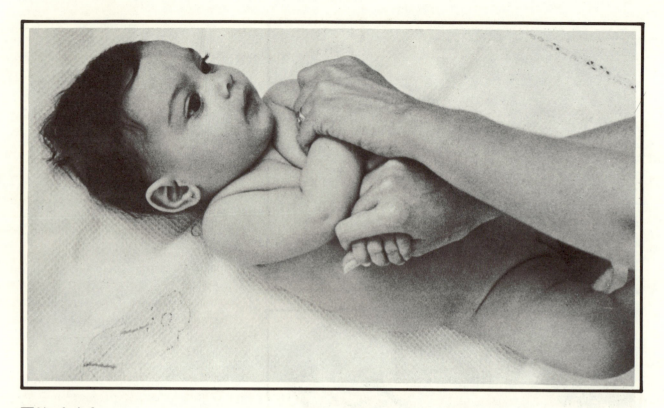

FINAL

17 — Segure as mãos do bebê e cruze seus braços sobre o peito; descruze os braços e cruze-os novamente, alternadamente, várias vezes.

18 — Segure um pé do bebê e a mão do lado oposto; cruze, então, o braço e a perna de forma que o pé toque o ombro oposto e a mão, a nádega oposta. Descruze e cruze novamente, algumas vezes. Repita o exercício com a perna e o braço opostos.

19 — Segure os pés do bebê e cruze suas pernas contra o ventre; descruze e cruze novamente, alternadamente, várias vezes.

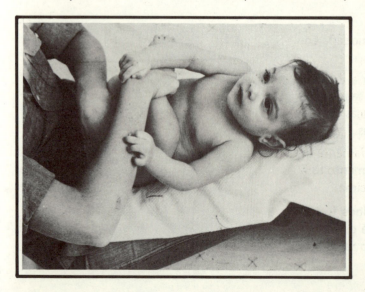
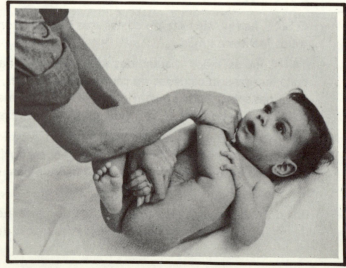

Um Pequeno Toque Chinês

Mais concisa do que o método indiano "Shantala", mas de caráter mais terapêutico, a massagem preventiva chinesa para bebês e crianças pequenas pode se limitar a poucas manobras em áreas estratégicas dotadas de linhas e pontos pediátricos particularmente importantes para o fortalecimento do organismo infantil. Aplicada diariamente — o melhor momento é de manhã ao acordar, em jejum — essa breve série de exercícios promove na criança um relaxante bem estar, estimula o apetite e fortalece as defesas orgânicas, prevenindo doenças.

Como na prática preventiva para adultos, a série infantil poderá ser ampliada, se necessário. O tratamento específico para bronquite, por exemplo, pode ser incorporado à série diária nos períodos inter-crises, como medida profilática. Nas crises agudas, contudo, deve-se suspender a massagem preventiva e utilizar somente os tratamentos indicados para o problema, particularmente se a criança estiver com febre.

A intensidade das manipulações deverá ser compatível com a idade, a constituição e a condição física da criança. Diferentes regiões do corpo também requerem diferentes intensidades de toque. Áreas mais sensíveis e delicadas como o alto da cabeça (especialmente nos bebês), a face, o peito e o abdômen serão tratados com mais delicadeza do que o dorso, os membros e as outras partes mais resistentes do corpo.

Como regra geral, as manipulações serão inicialmente suaves, intensificando-se gradativamente até que se atinja o grau adequado. Os movimentos deverão ser harmônicos, rítmicos e consistentes: nem muito superficiais nem tão profundos a ponto de provocar dores. Os gestos devem ser "arredondados" e fluentes, nunca abruptos ou mecânicos. O toque, enfim, será gentil mas suficientemente firme para contatar o Chi da criança — uma sensação que se desenvolve com a prática.

Na massagem pediátrica chinesa, à diferença da digitopressura em adultos, utiliza-se com freqüência algum tipo de umidificante como suco de gengibre ou alho, óleo de amêndoa ou água. Os sucos de gengibre ou de alho (duas fatias embebidas em álcool a 75%) reanimam e esquentam. O óleo e a água refrescam e acalmam.

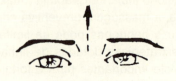

Linha TIAN MEN - no centro da testa, do ponto médio entre as sobrancelhas até a raiz do cabelo.

1 — Pressionar e deslizar os polegares alternadamente sobre a linha **TIAN MEN**, situada no centro da testa, do ponto entre as sobrancelhas até a raiz dos cabelos. Os polegares deslizam alternadamente de baixo para cima por 30 segundos. Específica para febres, infecções e todas as invasões de "energias perversas", essa manobra é usada por massagistas chineses tradicionais como técnica preparatória para qualquer tratamento infantil.

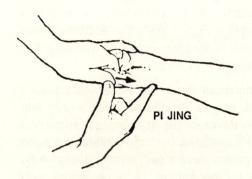

Linha PI JING - sobre o lado externo do polegar, na linha de diferenciação da cor da pele, da ponta à base.

2 — Pressionar e deslizar a polpa do polegar sobre a linha **PI JING** — situada sobre o lado externo do polegar, definida pela diferença de coloração da pele, da ponta à base, por 2 minutos.

Essa manobra é indicada para todos os problemas digestivos — indigestão, meteorismo, diarréia, prisão de ventre, vômitos. Fortalece o aparelho digestivo, auxiliando a assimilação na desnutrição infantil. Como atua no sistema central do organismo, é freqüentemente usada em problemas infantis diversos, como indicação principal ou reforço de tratamento.

3 — Pressionar e deslizar o polegar sobre a linha **FU** — situada ao longo da caixa torácica —, do centro para as laterais, por 2 minutos.

Para dores abdominais, indigestão, prisão de ventre e diarréia.

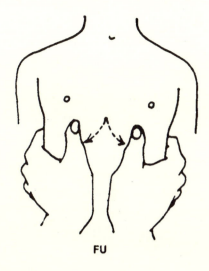

Linha FU - ao longo da base da caixa torácica.

4 — Pressionar com a polpa do polegar e fazer massagem circular no ponto **E36,** por 1 minuto.

Indicado para problemas digestivos — distensão e dores abdominais, prisão de ventre, diarréia e problemas do estômago em geral. Tendo ação tonificante em todo o organismo, é inevitavelmente utilizado em casos de deficiência — física ou nervosa.

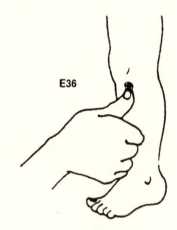

Ponto E36 - 4 dedos abaixo da ponta da rótula, 1 dedo atrás da canela.

5 — Pressionar e deslizar os dedos médio e indicador sobre a linha **JI ZHU** — localizada sobre a coluna, da 7ª vértebra cervical ao cóccix — repetidamente, por 1 minuto.

Para má nutrição, diarréia e febre. Também como primeiros socorros nas convulsões e perda da consciência.

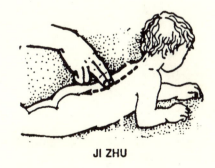

Linha JI ZHU - sobre a linha da coluna.

69

Tratamentos Infantis

Este capítulo introduz algumas sugestões para o tratamento de problemas que mais comumente acometem a criança. A abordagem, deliberadamente sintomática, se presta igualmente à terapia de caráter preventivo.

Como providência preventiva o ponto ou, se for o caso, toda a série sugerida deverá ser trabalhada diariamente nos períodos inter-crises, em duas seções — de preferência pela manhã e à noite. Para a criança propensa a crises de asma, por exemplo, todos os pontos indicados serão estimulados da maneira prescrita no texto, mas duas vezes ao dia, como rotina diária ou pelo período que se julgar necessário.

Sintomaticamente, o tratamento será feito evidentemente durante a crise. Aos primeiros sinais, localize o ponto sugerido e trate-o até conseguir o resultado desejado, mas nunca além de cinco minutos (eventuais exceções serão mencionadas no texto). Se isto não for suficiente, e caso existam outras indicações, prossiga, se necessário, até esgotar toda a série.

Não havendo alívio significativo após tentar todas as indicações, considere algumas possibilidades:

1 — Você pode não ter interpretado corretamente o problema e, consequentemente, não utilizou o ponto apropriado. Tente analisar melhor a situação, experimentando três diferentes abordagens ao problema: causa (por exemplo: crise de asma); efeito (dificuldade respiratória); ou área do corpo afetada (peito, costas etc.).

2 — Você não localizou o ponto com precisão. Os pontos sugeridos estão descritos a partir de referências anatômicas precisas, e sua identificação no corpo requer atenção.

3 — Finalmente, pode acontecer de você estimular o ponto certo e não obter respostas satisfatórias porque o proble-

ma já evoluiu para estágios mais avançados, exigindo intervenção mais abalizada. Embora menos freqüente esta possibilidade deverá ser considerada, sugerindo a necessidade da participação do terapeuta.

Nas séries eventualmente sugeridas, o primeiro ponto não significa necessariamente a melhor opção. Caberá ao praticante determinar qual o ponto ou pontos que melhor respondem às circunstâncias. Tampouco a série indicada é definitiva ou exclusiva: ainda que confiáveis produtos de dedicada pesquisa e experimentação, tais sugestões não pretendem esgotar o tema. Pelo contrário, procuram antes de tudo instigar o interesse por nossos misteriosos centros de energia e suas valiosas propriedades.

É importante lembrar que a criança responde sempre mais intensa e rapidamente à massagem energética, exigindo certos cuidados para se evitar a hiper estimulação. Quanto mais jovem a criança, melhores são os resultados terapêuticos. Assim, o tempo de tratamento de cada ponto deverá ser aumentado ou diminuído conforme a idade do pequeno paciente.

Como regra geral, nas crises o tratamento será interrompido tão logo se consiga a normalização. No tratamento preventivo, qualquer alteração no comportamento da criança, como excitação ou irritação, será uma sugestão para se reduzir o tempo e/ou a intensidade das manobras. De uma maneira geral, contudo, as crianças aceitam muito bem a massagem energética e suas decorrências mais comuns são o relaxamento e o bem estar.

Antes de utilizar estes tratamentos é recomendável reler os capítulos "Centros de Consciência", "Preliminares" e, em especial, "Técnicas de Intervenção".

ACNE

Afecção da pele, comum na adolescência, as espinhas localizam-se, preferencialmente, no rosto, no peito e nas costas.

A série abaixo deverá ser trabalhada três vezes por dia durante um período não inferior a 4 ou 5 semanas, quando os primeiros resultados são geralmente observados. A partir daí, ainda é aconselhável manter o tratamento até a total eliminação do problema.

Massagear os pontos indicados com a polpa do polegar em pressão contínua e movimentos rotativos rápidos e alternados (2 rotações p/seg. para cada lado), durante 3 a 5 minutos cada ponto.

Pontos Indicados: BP10, IG11, B18 e B12

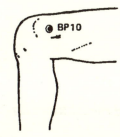

Ponto BP10 — 4 dedos acima da borda superior da rótula, na face interna da coxa.

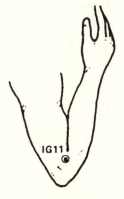

Ponto IG11 — na ponta externa da linha de flexão do cotovelo.

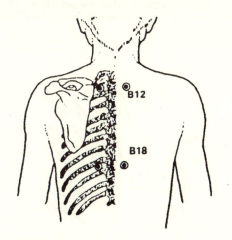

Ponto B18 — 2 polegares da linha mediana dorsal, entre a 9ª e a 10ª vértebras torácicas.

Específico para acne no peito e nas costas:

Ponto B12 — 2 polegares da linha mediana dorsal, entre a 2ª e 3ª vértebras torácicas.

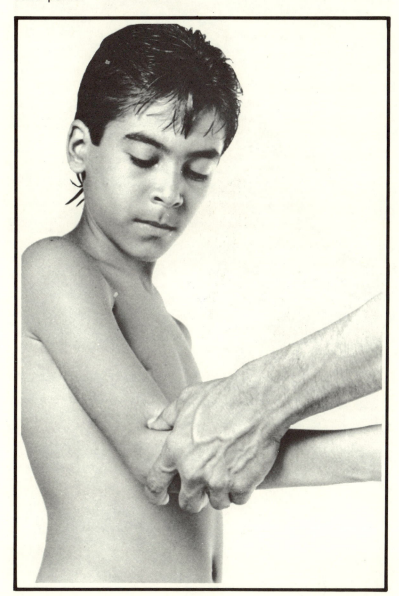

AGITAÇÃO

Intensa e incessante movimentação desconexa. Pode ser sintoma de problema subjacente de natureza física ou mental.

Tratar os pontos **R1** e/ou **CS9** com pressão contínua com a unha do polegar durante 3 a 5 minutos.

Pontos Indicados: R1 e CS9

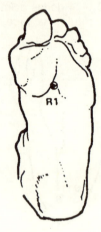

Ponto R1 — situado em um oco que se forma na parte anterior da planta do pé com os dedos flexionados, entre os 2º e 3º dedos.

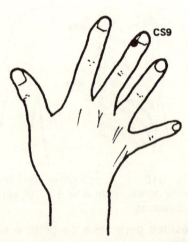

Ponto CS9 — cerca de 2mm atrás do ângulo ungueal lateral do dedo médio (do lado do indicador).

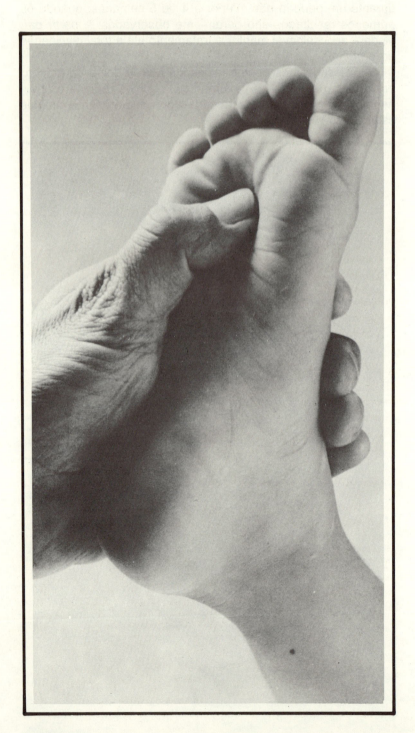

AMIDALITE

Pontos Indicados: P11, IG4 e EHR CHIEN

Aos primeiros sinais, um único tratamento dos pontos abaixo deverá ser o bastante para debelar a crise. Se o problema persistir ou se agravar, com o surgimento de pontos brancos nas amídalas, febre, etc., repetir o tratamento até 4 vezes ao dia e observar os tratamentos suplementares.

Pressionar o ponto **P11** continuamente com a unha do polegar durante 3 a 5 minutos. Esse tratamento, equivalente para crianças a uma punção de acupuntura, é necessariamente um pouco doloroso.

Em seguida pressionar continuamente o ponto **IG4** com a polpa do polegar durante 3 a 5 minutos. O estímulo associado desses dois pontos é igualmente indicado para todas as afecções da garganta, bem como para resfriados, gripe, congestão nasal etc., — com excepcional eficácia quando efetuado no início do problema.

Após os tratamentos mencionados, tomar a ponta superior das orelhas (ponto **EHR CHIEN**) com o polegar e o indicador e pressionar fortemente 10 vezes. Se isto produzir uma sensação de calor nas orelhas é sinal que o ponto foi convenientemente tratado.

Outras Sugestões

1 — Massagear gentilmente os músculos da garganta, do peito e das costas.
2 — Para desinchar a garganta, acalmar e produzir sono: envolver uma toalha, devidamente encharcada com água fria, em toda a extensão do pescoço. Quando a toalha se aquecer com a temperatura do corpo, retirá-la e repetir o procedimento enquanto julgar necessário.
3 — Manter uma dieta à base de líquidos (sucos naturais de fruta, etc.); mas evitar o leite.

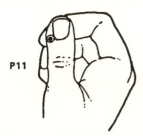

Ponto P11 — cerca de 2mm do ângulo ungueal lateral (canto externo) da unha do polegar.

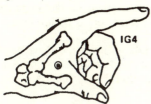

Ponto IG4 — no dorso da mão, no ângulo formado pelos 1º e 2º metacarpianos.

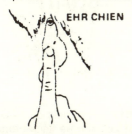

Ponto EHR CHIEN — no meio exato da curva superior da orelha (helix), quando dobrada contra o rosto.

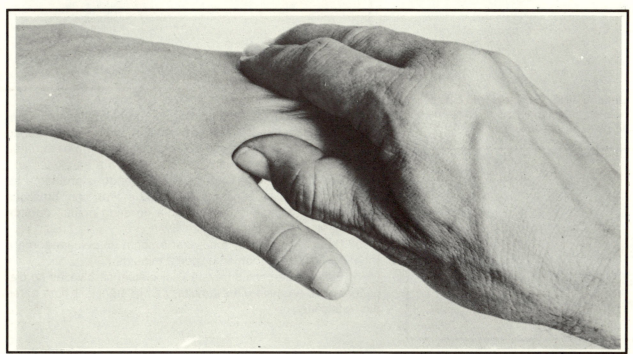

ANOREXIA

Pontos Indicados: E41, E42, P10 e PI JING

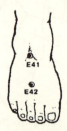

Ponto E41 — no meio da linha de flexão do pé, na metade da distância entre os dois maléolos, entre os tendões.

Ponto E42 — no ponto mais elevado do dorso do pé, 4 dedos acima do espaço interdigital dos 2º e 3º dedos.

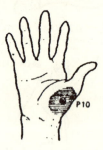

Ponto P10 — no meio do osso metacarpiano do polegar, na linha branca-vermelha da pele.

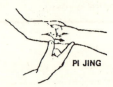

Linha PI JING — sobre o lado externo do polegar, na linha de diferenciação da cor da pele, da ponta à base.

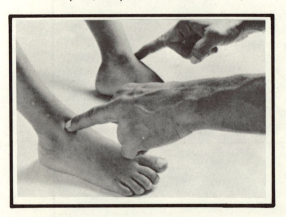

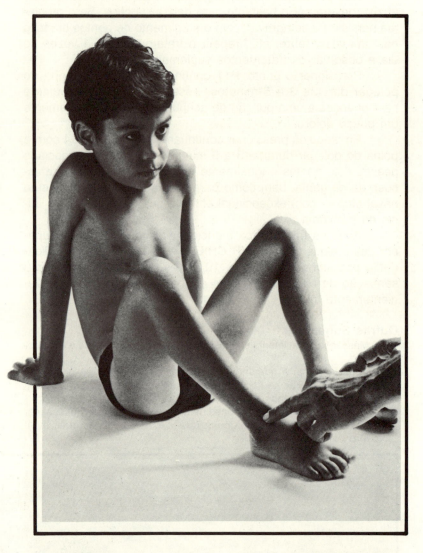

A falta de apetite em crianças surge naturalmente durante resfriados, na amidalite ou nos transtornos digestivos. Sendo uma reação de autoproteção do organismo enfermo, torna-se absolutamente inconveniente forçar a criança a se alimentar.

Em circunstâncias normais, ou quando o problema se torna crônico, tratar os pontos **E41, E42** e **P10**, com pressões energéticas e repetidas com a ponta do dedo médio, durante cerca de 1 minuto cada ponto.

Depois, pressionar e deslizar a ponta do polegar sobre a linha **PI JING** repetidamente, por 2 minutos.

Esses tratamentos deverão ser efetuados 3 vezes ao dia, pela manhã, ao meio-dia e à noite, de preferência 1 hora antes das refeições.

ASMA

Pontos Indicados: B12 a B17, VC17, P1, SAN GUAN e PI JING.

Aos primeiros sinais da crise, massagear energicamente os pontos **B12** a **B17** com o polegar e o indicador seguindo a linha do meridiano nos dois lados da coluna, de cima para baixo, repetida e lentamente, durante cerca de 3 minutos.

Complementarmente, dois outros pontos (**VC17** e **P1**) poderão ser estimulados, até o restabelecimento ou, preventivamente, em períodos inter-crises. Pressionar continuamente e exercer rotações rápidas e alternadas (2 rotações p/seg. para cada lado), com a polpa do polegar durante 1 a 3 minutos em cada ponto.

Acrescentar a pressão e deslizamento do polegar sobre as linhas **SAN GUAN** e **PI JING**, por dois minutos em cada linha.

Outras Sugestões

1 — Massagear profundamente os músculos do peito, das costas e do pescoço. Preventivamente, este tratamento deverá ser efetuado antes da criança dormir.
2 — Pressionar e massagear rotativamente cada ponto ou "nó" sensível ou rígido na região do peito.
3 — Durante as crises agudas, mesmo que não haja febre, deve-se ficar em repouso e manter as janelas abertas.

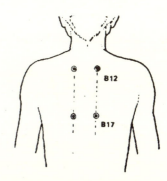

Pontos B12 e B17 — alinhados verticalmente a 2 polegares da linha mediana dorsal, da 2ª (ponto B12) à 8ª (B 17) vértebras dorsais.

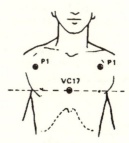

Ponto VC17 — no centro do osso esterno no meio da linha horizontal dos mamilos.

Ponto P1 — entre as 1ª e 2ª costelas, a 8 dedos da linha central do peito.

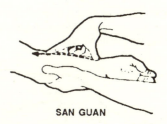

Linha SAN GUAN — da linha do pulso à prega do cotovelo, na face radial anterior do antebraço.

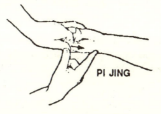

Linha PI JING — sobre o lado externo do polegar, na linha de diferenciação da cor da pele, da ponta à base.

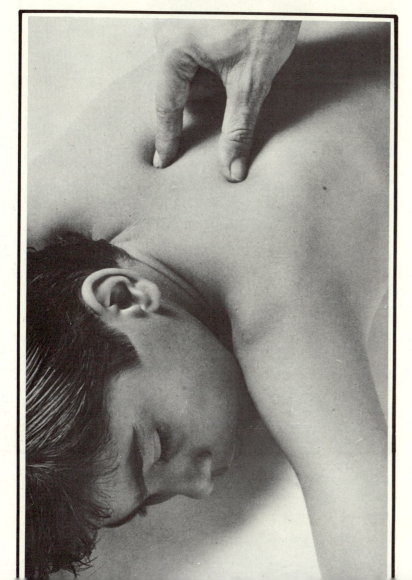

BRONQUITE

Pontos Indicados: R22 a R27, PI JING e SAN GUAN

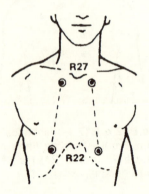

Pontos R22 a R27 — alinhados verticalmente sobre o tórax, formando uma linha reta situada na metade da distância entre a linha mamilonar e a linha média anterior, da base da caixa torácica até a borda inferior da clavícula.

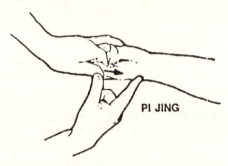

Linha PI JING — sobre o lado externo do polegar, na linha de diferenciação da cor da pele, da ponta à base.

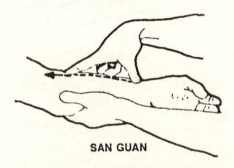

Linha SAN GUAN — da linha do pulso à prega do cotovelo, na face radial anterior do antebraço.

Inflamação dos tubos bronquiais, cujos sintomas incluem tosse seca e irritada, dores no peito e nas costas, febre, dificuldades respiratórias etc.

Nas crises agudas ou, diariamente, em períodos intercrises, tratar o seguimento do meridiano compreendido entre os pontos **R22** e **R27**, lentamente, com o polegar e o indicador, de baixo para cima e de cima para baixo, durante 3 a 5 minutos.

Aplicar a pressão e deslizamento do polegar sobre as linhas **PI JING** e **SAN GUAN**, por dois minutos em cada linha.

Outras Sugestões

1 — Massagear o peito, as costas e o pescoço diariamente.
2 — Umedecer o ar com vaporizador ambiental para acalmar a tosse seca. Não usar, contudo, quaisquer medicamentos no vaporizador. Todos os óleos voláteis são irritantes para as vias respiratórias.
3 — Durante as crises agudas, mesmo que não haja febre, deve-se ficar em repouso e manter as janelas abertas.

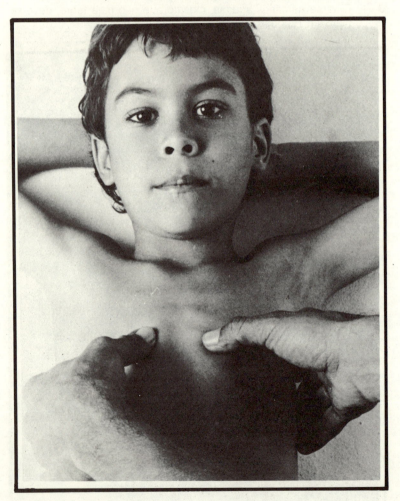

CAXUMBA

Doloroso e contagioso, esse tipo de virose infantil caracteriza-se pela dilatação de uma ou de ambas as glândulas salivares, especialmente a parótida. Pode se complicar com meningite ou "descer" para os testículos.

Além de aliviar as dores e o desconforto, o tratamento dos pontos abaixo descritos auxilia no restabelecimento e previne complicações. O tratamento consiste em pressão contínua com movimentos rotativos rápidos e alternados (2 rotações p/ seg. para cada lado), com a polpa do polegar durante 3 a 5 minutos em cada ponto, em 3 sessões diárias, até o desaparecimento dos sintomas.

Pontos Indicados: TA17, IG4 e TA5

Outras Sugestões
1 — Evitar esforços e guardar repouso.
2 — Evitar friagem e exposição ao vento.
3 — Fazer gargarejos regularmente com chá de sálvia.
4 — Alimentação vegetariana, com muitas frutas, sucos naturais e pouca proteína.

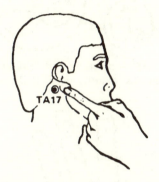

Ponto TA17 — atrás do lobo da orelha, em um oco em frente ao ponto do músculo mastóide.

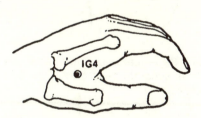

Ponto IG4 — na face dorsal da mão no ângulo formado pelos 1º e 2º metacarpianos.

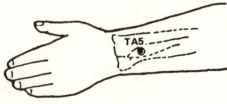

Ponto TA5 — na face dorsal do antebraço 2 polegares acima da linha de flexão do pulso, entre os ossos rádio e cúbito.

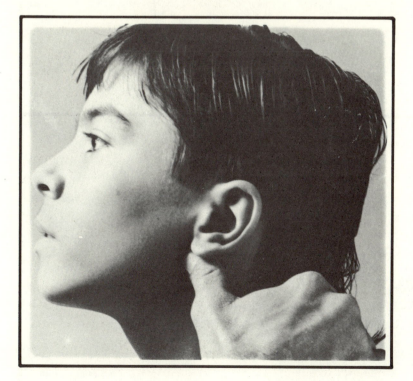

CHORO NOTURNO

Pontos Indicados: E45, CS9 e VG11

Choro contínuo, especialmente com agitação ou medo. Específico para todos os distúrbios do sono, o ponto **E45** pode ser suficiente para resolver o problema. Pressionar continuamente o ponto com a unha do polegar durante 3 a 5 minutos.

Se não fôr suficiente, acrescente o ponto **CS9**, tratando-o como o anterior.

Para casos mais renitentes, há um outro ponto específico para o nervosismo e a irritação infantis. Massagear o ponto **VG11** lentamente, com movimentos pronunciados para baixo, durante 3 a 5 minutos.

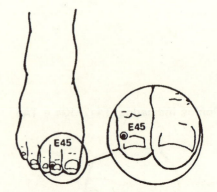

Ponto E45 — cerca de 2mm atrás do ângulo ungueal externo do 2º dedo do pé.

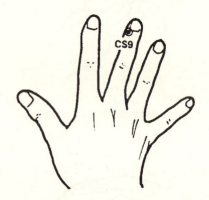

Ponto CS9 — cerca de 2mm, atrás do ângulo ungueal do dedo médio, do lado do indicador.

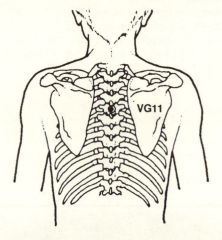

Ponto VG11 — sobre a coluna vertebral, abaixo da 5ª vértebra torácica, aproximadamente à altura da metade das omoplatas.

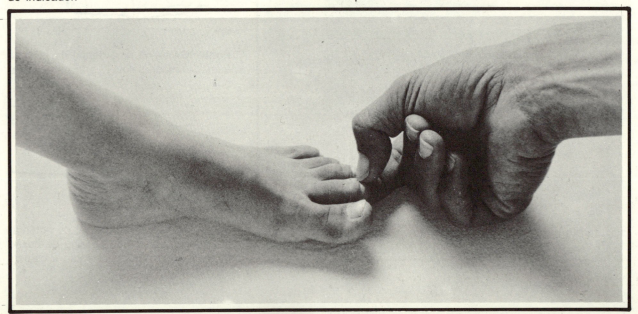

CÓLICAS ABDOMINAIS

Existem várias causas para as dores abdominais infantis. Comumente o problema provém da alimentação: ingestão excessiva, alimento estragado, "alimentos" acidificantes e formadores de gazes, tais como açúcar branco e farinhas refinadas, ou aditivos químicos que tornam o alimento indigesto.

Específicos para os transtornos digestivos infantis, incluindo cólicas e gazes intestinais, os pontos **SZU FENG**, deverão ser pressionados simultaneamente com as unhas dos dedos correspondentes durante 3 a 5 minutos. Ou massageados, um a um, durante o mesmo período de tempo.

Aplicar a pressão e deslizamento do polegar sobre as linhas **PI JING** e **LIU FU** por dois minutos em cada linha.

Se persistir a dor, tratar os pontos **F3** e **BP9** com pressão contínua com a ponta do polegar durante cerca de 3 minutos cada.

Pontos Indicados: SZU FENG, F3 e BP9, PI JING e LIU FU

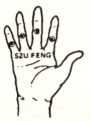

Pontos SZU FENG — 4 pontos em cada mão, situados no centro da primeira dobra interfalângica dos 2º, 3º, 4º, 5º dedos, face palmar.

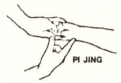

Linha PI JING — sobre o lado externo do polegar, na linha de diferenciação da cor da pele, da ponta à base.

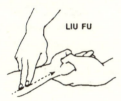

Linha LIU FU — da prega do cotovelo à prega do pulso, lado ulnar anterior do antebraço.

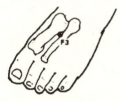

Ponto F3 — na face dorsal do pé, no ângulo entre os 1º e 2º metatarsos.

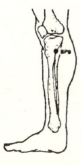

Ponto BP9 — numa depressão do bordo inferior da cabeça da tíbia.

CONGESTÃO NASAL

Muitas vezes, a estimulação de um único ponto é suficiente para desobstruir as vias nasais. Em certos casos, será necessário descobrir o ponto mais efetivo ou tratar toda a série.

Pressionar continuamente a polpa do polegar, durante 3 a 5 minutos cada ponto utilizado.

Pontos Indicados: VB20, IG4, IG20, B10 e VG16

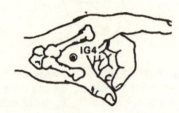

Ponto IG4 — na face dorsal da mão, no ângulo formado pelos 1º e 2º metacarpianos.

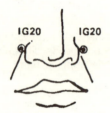

Ponto IG20 — na dobra nasolabial, ao lado da asa do nariz.

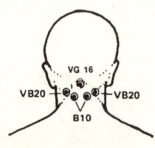

Ponto VB20 — numa depressão abaixo da base do occipital, a 3 dedos do lado da linha mediana do pescoço.

Ponto B10 — abaixo da base do crânio, a 1 polegar ao lado da linha mediana do pescoço.

Ponto VG16 — numa depressão na linha mediana do pescoço, imediatamente abaixo da proeminência occipital.

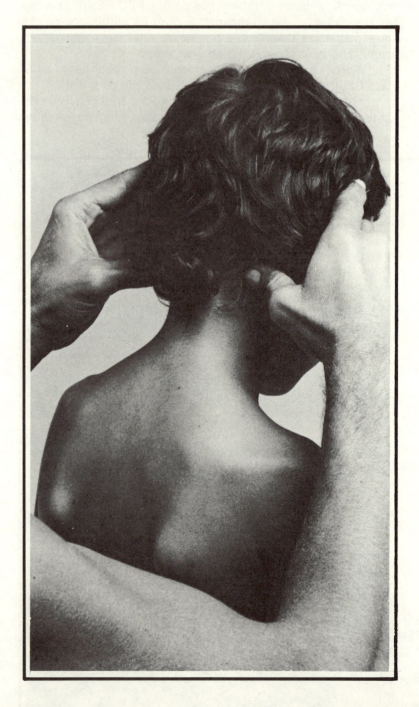

CONJUNTIVITE

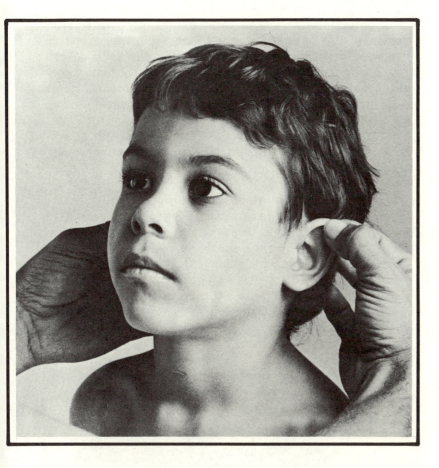

Pontos Indicados: EHR CHIEN, IG4 e B1 e TAI YANG

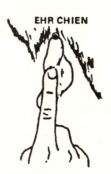

Ponto EHR CHIEN — no meio exato da curva superior da orelha (helix), quando dobrada contra o rosto.

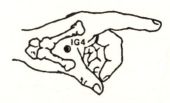

Ponto IG4 — no dorso da mão, no ângulo formado pelos 1º e 2º metacarpianos.

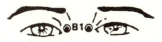

Ponto B1 — cerca de 2mm ao lado e acima do canto interno dos olhos.

Inflamação e avermelhamento da membrana (conjuntiva) que recobre o olho.

O tratamento consiste em massagear os pontos abaixo, 3 vezes ao dia, até o desaparecimento dos sintomas. Pressionar continuamente os pontos **IG4, B1,** e **EHR CHIEN** durante 3 a 5 minutos em cada ponto.

Pressionar o ponto **TAI YANG** com os dedos médios e exercer rotações no sentido das orelhas por 1 minuto.

Outras Sugestões
1 — Colocar compressas de água fria sobre os olhos.
2 — Pingar nos olhos algumas gotas de óleo de gergelim filtrado em tecido de algodão.
3 — Evitar expor os olhos à poeira, fumaça, ao vento, sol e luz brilhante.
4 — Não esfregar os olhos!

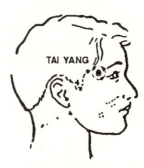

Ponto TAI YANG — na depressão lateral à ponta externa das sobrancelhas.

CONVULSÕES INFANTIS

Convulsões em crianças, caracterizadas por gestos desordenados, são geralmente provocadas por febre alta, acima de 40°, e, menos freqüentemente, por indigestão, medo intenso, etc.

O tratamento específico consiste em apertar forte e continuamente o lóbulo da orelha **(PONTO EXTRA)** com o polegar e o indicador durante 1 minuto. A seguir, aperte 5 vezes o ponto **LAO LONG**.

Outro tratamento efetivo consiste em beliscar suavemente os pontos **SHIN HSUAN**, com o polegar e o indicador, até o restabelecimento.

Em caso de desmaio, apertar o ponto **VG26** repetidamente até a criança recobrar a consciência.

Em crianças maiores (acima de 8 anos), o ponto **VG20** pode ser o mais indicado. Pressioná-lo continuamente, com intensidade moderada, com a ponta dos dedos unidos (exceto o polegar) durante 3 a 5 minutos.

Esse último ponto é de excepcional sensibilidade, não devendo por isto, ser utilizado em crianças pequenas. Mesmo em adultos, sua estimulação deverá ser suave, com intensidade moderada.

Pontos Indicados: PONTO EXTRA, SHIN HSUAN, VG20, VG26 e LAO LONG

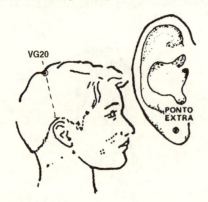

Ponto EXTRA — no centro do lóbulo da orelha.

Ponto VG20 — na interseção da linha mediana da cabeça com uma linha que interliga a ponta das orelhas.

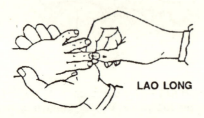

Ponto LAO LONG — na base da unha do dedo médio.

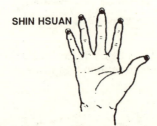

Pontos SHIN HSUAN — 10 pontos situados na ponta dos dedos da mão, face palmar, abaixo e logo à frente das unhas.

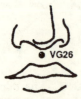

Ponto VG26 — no sulco nasolabial, a um terço da distância do nariz ao lábio superior.

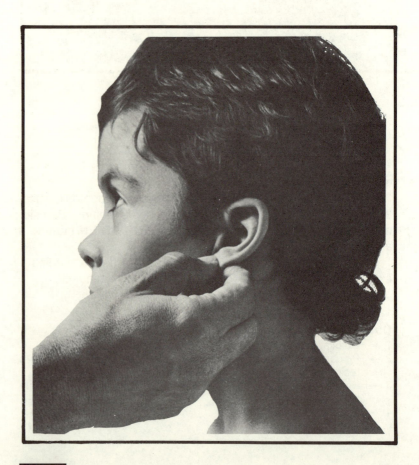

COQUELUCHE

Pressionar e deslizar o polegar sobre as linhas **PI JING** e **SAN GUAN** repetidamente por 2 minutos em cada linha.

Nos acessos de tosse convulsiva massagear os pontos **SZU FENG** com a polpa do polegar, ou simplesmente pressioná-los simultaneamente com as pontas dos dedos durante 3 a 5 minutos.

Se necessário, ou como tratamento sistemático (2 vezes ao dia), tratar também os pontos **VC17** e **B13** com pressão contínua e movimentos rotativos alternados (2 rotações p/seg. para cada lado) com o polegar durante 3 a 5 minutos em cada ponto.

Pontos Indicados: SZU FENG, B13, VC17, PI JING e SAN GUAN

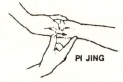

Linha PI JING — sobre o lado externo do polegar, na linha de diferenciação da cor da pele, da ponta à base.

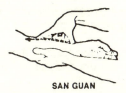

Linha SAN GUAN — da linha do pulso à prega do cotovelo, na face radial anterior do antebraço.

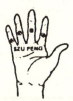

Pontos SZU FENG — 4 pontos em cada mão situados no centro da 1ª dobra interfalângica dos 2º, 3º, 4º e 5º dedos, na face palmar.

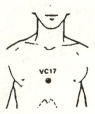

Ponto VC17 — no centro do osso esterno, no meio da linha horizontal dos mamilos.

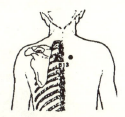

Ponto B13 — nas costas, 2 polegares da linha mediana, abaixo da 3ª vértebra dorsal.

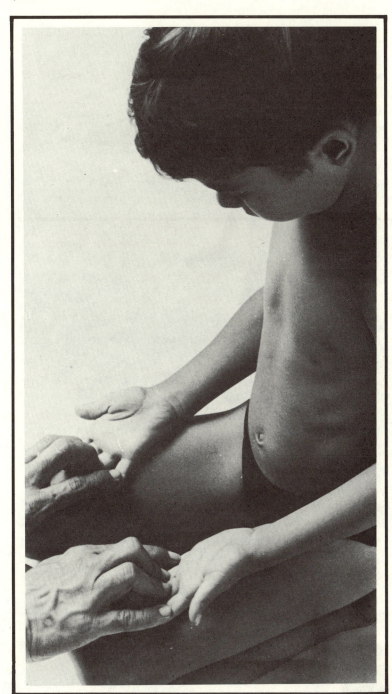

DESENVOLVIMENTO FÍSICO

Pontos Indicados: BP2, BP3, BP5 e E36

Para dificuldades no crescimento e outros problemas relacionados ao desenvolvimento físico, trabalhar os pontos abaixo diariamente, preferencialmente pela manhã, antes da criança se levantar.

O tratamento consiste em massagear energeticamente com a polpa do polegar durante cerca de 3 minutos cada ponto.

Ponto BP2 — na face interna do pé, diante da articulação metatarso-falângica do dedo grande, na junção da pele branca-vermelha.

Ponto BP3 — mesma localização acima, atrás da articulação metatarso-falângica do dedo grande do pé.

Ponto BP5 — adiante e acima do maléolo interno, em um oco, abaixo do tendão do dedo grande do pé.

Ponto E36 — situado a 4 dedos abaixo da ponta da rótula e 1 dedo para trás da canela.

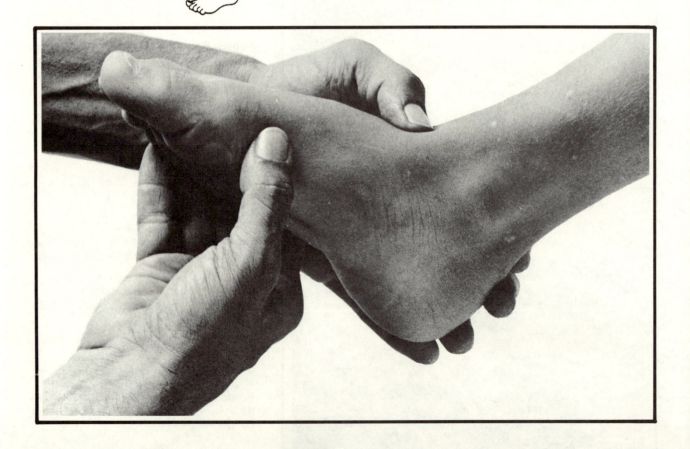

DESENVOLVIMENTO INTELECTUAL

Tradicionalmente utilizado pelos chineses para auxiliar a criança nos estudos — literalmente para "dificuldades na matemática" — os pontos **BP2** e **BP3** têm, hoje, sua eficácia demonstrada na estimulação da inteligência, na memória, na percepção e na concentração em crianças, especialmente até a época da puberdade.

O tratamento diário consiste em massagem energética com a polpa do polegar, durante 3 minutos em cada ponto.

É útil ainda acrescentar o ponto **C7**, chamado "porta do consciente", para casos de desinteresse pelos estudos: criança distraída, sonhadora, com mente dispersiva e preguiça escolar.

Pontos Indicados: BP2, BP3 e C7

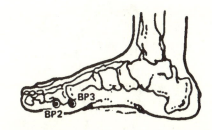

Ponto BP2 — na face interna do pé, diante da articulação metatarso-falângica do dedo grande do pé, na junção da pele branca-vermelha.

Ponto BP3 — mesma localização anterior atrás da articulação metatarso-falângica do dedo grande do pé.

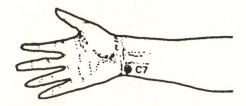

Ponto C7 — na linha de flexão do pulso, lateral ao tendão do dedo mínimo.

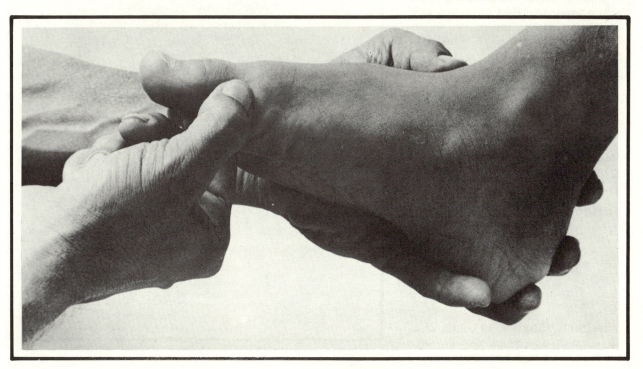

DESMAIO

Pontos Indicados: VG26, R1, C7 e SHIN HSUAN

Há uma grande variedade de pontos que apresentam eficácia imediata na reanimação. Os 3 pontos abaixo descritos são igualmente efetivos para adultos e específicos para crianças.

O tratamento consiste em pressionar firmemente o ponto utilizado e, sem relaxar a pressão, estimulá-lo repetidamente durante 1 a 3 minutos.

Outro tratamento bastante eficaz consiste em beliscar suavemente os pontos **SHIN HSUAN**, com o polegar e o indicador, até o restabelecimento.

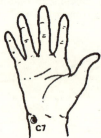

Ponto R1 — na planta do pé, na ruga que se forma entre as 2ª e 3ª juntas metatarsofalangeais, quando se flexiona o pé.

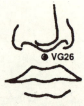

Ponto C7 — na linha de flexão do pulso lateral ao tendão do dedo mínimo. **Este ponto é específico para desmaios causados por susto ou medo.**

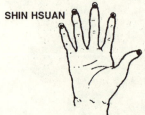

Ponto VG26 — no sulco nasolabial, a um terço da distância do nariz ao lábio superior.

Pontos SHIN HSUAN — 10 pontos situados na ponta dos dedos da mão, face palmar, abaixo e logo à frente das unhas.

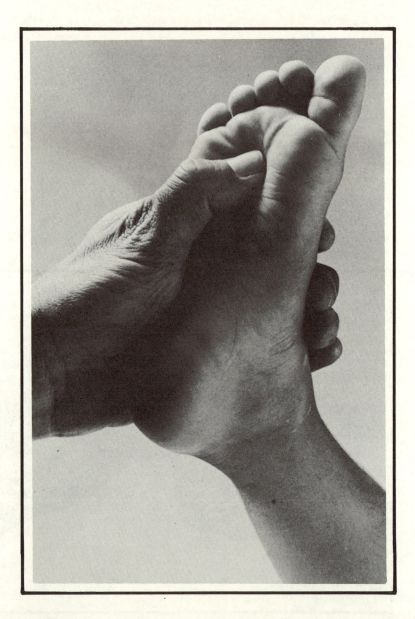

DIARRÉIA INFANTIL

A série abaixo é de grande eficácia na diarréia infantil, especialmente quando tratada no início da doença.

Pressionar profundamente com a polpa do polegar e, sem relaxar a pressão, exercer rotações rápidas e alternadas (2 rotações p/seg. para cada lado) sem deslizar sobre a pele, durante 3 a 5 minutos em cada ponto.

Acrescentar pressão e deslizamento sobre a linha **PI JING** com o polegar por 2 minutos.

Para combater a desidratação do bebê, pressionar e fazer rotações no sentido horário os pontos **SZU FENG** por 1 minuto em cada ponto.

Outras Sugestões

Na gastroenterite aguda, mergulhe uma colher de sopa (de preferência de porcelana) em óleo de gergelim e raspe os dois lados das costas da criança, do pescoço até a cintura, repetidamente.

Raspe uns 5 feixes de cada lado das costas até a pele se tornar vermelha.

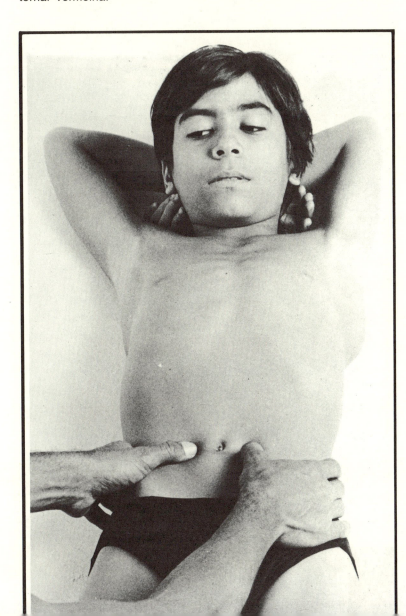

Pontos Indicados: E25, VC8, E36, PI YING e SZU FENG

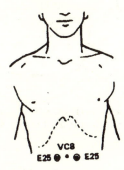

Ponto E25 — situado 2 polegares ao lado do umbigo.

Ponto VC8 — situado sobre o umbigo.

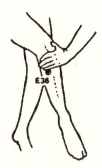

Ponto E36 — situado a 4 dedos abaixo da ponta da rótula e 1 dedo para trás da canela.

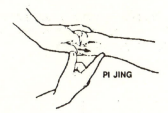

Linha PI JING — sobre o lado externo do polegar, na linha de diferenciação da cor da pele, da ponta à base.

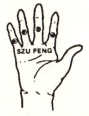

Pontos SZU FENG — 4 pontos em cada mão situados no centro da 1ª dobra interfalângica dos 2º, 3º, 4º e 5º dedos, na face palmar.

DESNUTRIÇÃO INFANTIL

Pontos Indicados: LIU FU, SAN GUAN, PI JING e E36

A desnutrição tem evidentes origens na alimentação insuficiente ou inapropriada. As técnicas aqui indicadas servem como complemento à dieta adequada, estimulando o apetite da criança e fortalecendo suas funções digestivas e assimilativas.

A subalimentação se caracteriza por crescimento e desenvolvimento insuficientes, e inclui sintomas como tez acinzentada, pés frios, sangramento das gengivas, choro freqüente, vômitos, diarréia e astenia.

O tratamento que pode ser feito duas vezes ao dia, consiste em pressionar e deslizar o polegar sobre as linhas **LIU FU, SAN GUAN** e **PI JING** (2 minutos cada manobra); depois, pressionar o ponto **E36** e exercer movimentos circulares por 30 segundos.

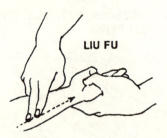

Linha LIU FU — da prega do cotovelo à prega do pulso, lado ulnar anterior do antebraço.

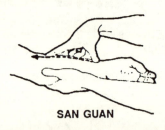

Linha SAN GUAN — da linha do pulso à prega do cotovelo, na face radial anterior do antebraço.

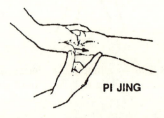

Linha PI JING — sobre o lado externo do polegar, na linha de diferenciação da cor da pele, da ponta à base.

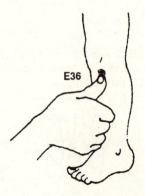

Ponto E36 — situado a 4 dedos abaixo da ponta da rótula e 1 dedo para trás da canela.

DIFICULDADES RESPIRATÓRIAS

Para fortalecer as funções respiratórias, pressionar e deslizar o polegar sobre a linha **SAN GUAN**, repetidamente, por 2 minutos.

Específico para dispnéia, o ponto **P9** é útil em quaisquer circunstâncias que envolvam dificuldades respiratórias, especialmente quando associado aos demais pontos abaixo descritos.

Em caso de falta de ar, redução temporária da capacidade respiratória e outras disfunções inespecíficas do sistema respiratório, massagear cada ponto com a polpa do polegar exercendo rotações rápidas e alternadas (2 rotações p/seg. para cada lado) durante 3 minutos em cada ponto.

Pontos Indicados: P9, VB23, VC17, P5, P7 e SAN GUAN

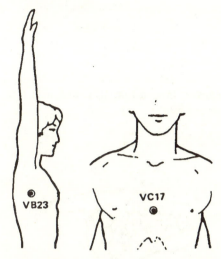

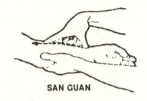

Linha SAN GUAN — da linha do pulso à prega do cotovelo, na face radial anterior do antebraço.

Ponto P9 — na depressão sobre a dobra do punho, sobre a artéria radial.

Ponto P7 — 2 polegares acima da dobra do pulso, sobre a artéria radial.

Ponto P5 — na linha de flexão do cotovelo, por fora do tendão do bíceps.

Ponto VB23 — no 4º espaço intercostal, na interseção da linha horizontal que passa pelos mamilos com a linha axilar.

Ponto VC17 — no centro do osso esterno, no meio da linha horizontal dos mamilos.

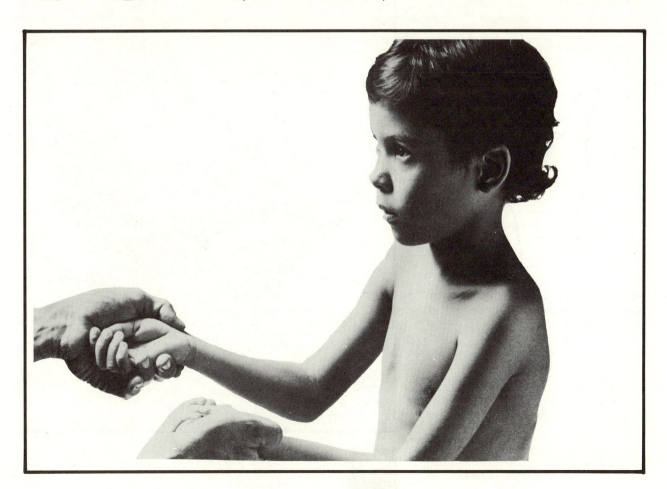

DOR DE DENTE

Dos diversos pontos que atuam satisfatoriamente nas dores de dentes, dois merecem destaque por sua ação genérica e efetividade: o ponto **IG4**, eficaz praticamente em todas as afecções da face e o ponto **IG1**, chamado "ponto do dentista" por sua ação analgésica durante o tratamento dentário.

Este último ponto é muito útil nas dores e incômodos nas gengivas em bebês na fase de dentição.

Para a dor dos dentes superiores ou inferiores, pressionar o ponto **IG4** com a polpa do polegar e/ou o ponto **IG1** com a unha do polegar durante 3 a 5 minutos cada.

Pontos Indicados: IG1, IG4, E2, E44, E3 e B60

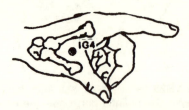

Ponto IG4 — localizado na face dorsal da mão, no ângulo formado pelos 1º e 2º metacarpianos.

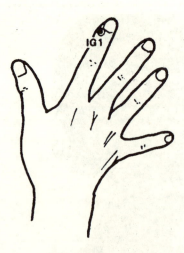

Ponto IG1 — cerca de 2 mm atrás do ângulo ungueal latoral (lado do polegar) do dedo indicador.

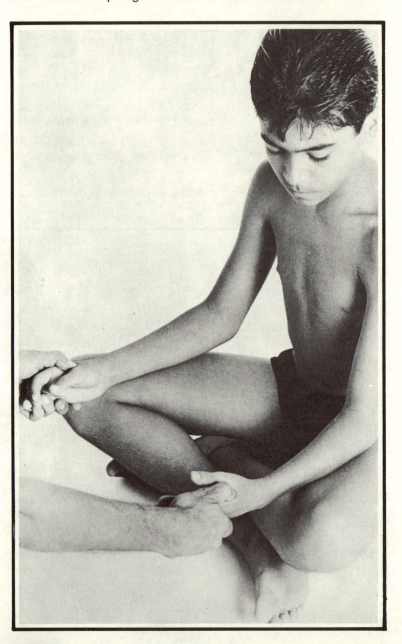

DOR DE DENTE

De ação menos duradoura, mas com resultados mais imediatos, os pontos seguintes têm aplicação específica.

Específicos para a mandíbula superior, os pontos **E2** e **E44** serão tratados através de pressão contínua com a polpa do polegar durante 3 a 5 minutos cada.

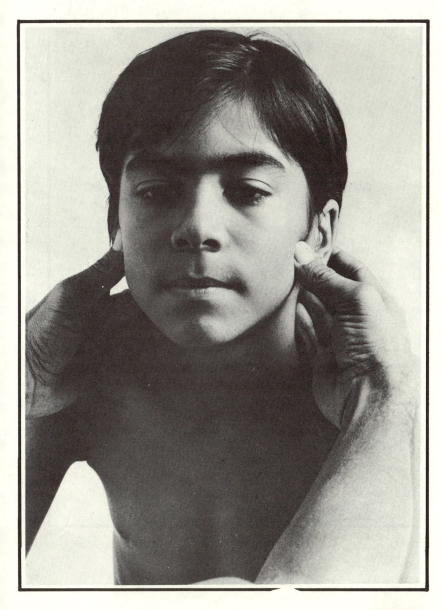

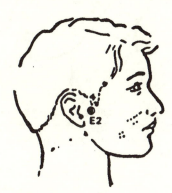

Ponto E2 — localizado numa depressão que surge quando se fecha a boca, abaixo da borda inferior do arco zigomático.

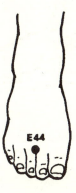

Ponto E44 — imediatamente atrás da separação dos 2º e 3º dedos do pé, na face lateral do 2º dedo.

DOR DE DENTE

Para mandíbula inferior, tratar o ponto **E3**, como os anteriores.

Outro ponto que merece ser testado é o **B60**, de grande eficácia nas dores em geral e especialmente nas dores de dentes (inferiores ou superiores). O tratamento é o mesmo já mencionado.

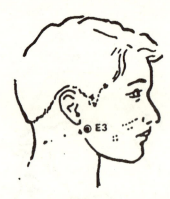

Ponto E3 — localizado na proeminência que se forma sobre o músculo masseter, no ângulo da mandíbula, quando a boca é fortemente cerrada.

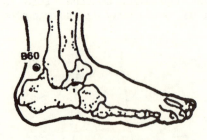

Ponto B60 — situado acima da borda superior do osso do calcanhar, entre o maléolo externo e o tendão de Aquiles.

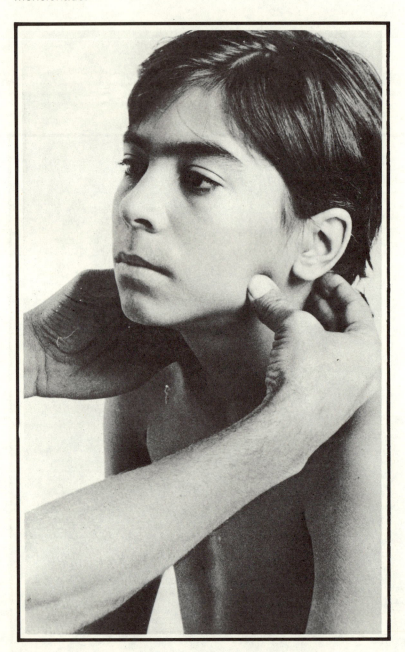

DOR DE GARGANTA

Para todas as afecções da garganta, incluindo dores, rouquidão, ou infecções no início, a combinação dos pontos **P11** e **IG4** é recomendável.

Tratá-los com pressão contínua com a unha do polegar **(P11)** e com a polpa do polegar **(IG4)**, durante 3 a 5 minutos cada ponto.

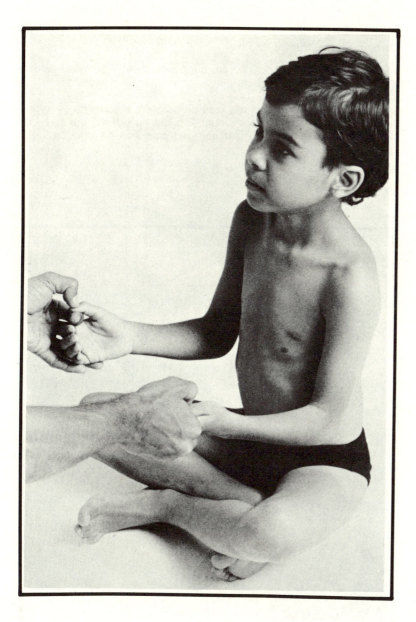

Pontos Indicados: P11 e IG4

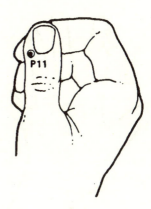

Ponto P11 — situado cerca de 2 mm, atrás do ângulo ungueal lateral do polegar.

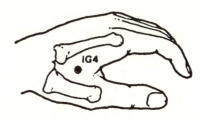

Ponto IG4 — na face dorsal da mão, no ângulo formado pelos 1º e 2º metacarpianos.

DOR DE OUVIDO

O ponto específico é o **TA1**, que poderá ser tratado com pressão contínua com a unha do polegar, durante 3 a 5 minutos. Ainda melhor é sua estimulação conjugada e simultânea ao ponto **IG1**, da seguinte forma: faça a criança distender e unir os dedos da mão, e, com o polegar e o indicador pressione forte e simultaneamente os pontos indicados, conforme ilustração.

Outro ponto que por sua eficácia múltipla, especialmente nos problemas da face, é igualmente indicado: pressione continuamente o ponto **IG4** com a polpa do polegar durante 3 a 5 minutos.

Outras Sugestões

1 — Ferver um dente de alho em um pouco de azeite, deixar esfriar até ficar morno, coar e pingar uma gota no ouvido.

2 — Misturar em partes iguais óleo de gergelim e sumo de gengibre (ralado e espremido) e pingar 2 gotas no ouvido; em seguida tampar o orifício auricular com um chumaço de algodão.

Pontos Indicados: IG4, TA1 e IG1

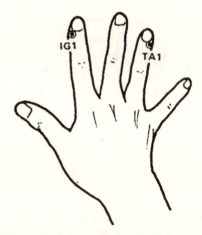

Ponto TA1 — localizado a cerca de 2 mm do ângulo ungueal do dedo anular, ao lado do dedo mínimo.

Ponto IG1 — cerca de 2mm do ângulo ungueal do dedo indicador, ao lado do polegar.

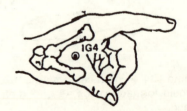

Ponto IG4 — localizado na face dorsal da mão no ângulo formado pelos 1º e 2º metacarpianos.

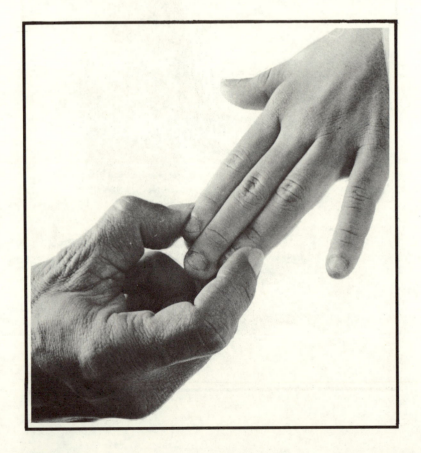

ENJÔO DE VIAGEM

Mal-estar provocado por movimento (em automóvel, trem, avião, no mar etc.).

Muitas vezes, apenas um dos pontos sugeridos será suficiente; se necessário, trate toda a série: pressão firme com rotações rápidas e alternadas (2 rotações p/seg. para cada lado) com a polpa do polegar, durante 3 a 5 minutos em cada ponto utilizado.

Outro ponto eficaz é o **VC15** tratado como os anteriores ou, se as circunstâncias permitirem, trabalhado da seguinte forma: coloque a palma das mãos e os dedos entrelaçados diretamente sobre a pele na área do plexo solar da criança; lenta e suavemente, vá separando as mãos, puxando-as para os lados, de maneira que os dedos deslizem sobre o plexo solar.

Em geral, 3 a 4 manobras dessas são suficientes para eliminar qualquer tipo de náusea, mesmo quando acompanhada de vômitos.

Outras Sugestões

1 — Mastigar lentamente uma ameixa salgada japonesa (umeboshi). Na falta desta, mastigar um palito de fósforo (sem a cabeça), engolindo a saliva.
2 — Evitar qualquer alimento doce, antes e durante a viagem.
3 — Para crianças, propensas ao problema, é útil deixar a ameixa salgada sobre o umbigo, presa com um esparadrapo, durante toda a viagem. Esse procedimento, embora estranho, é um eficaz recurso preventivo.

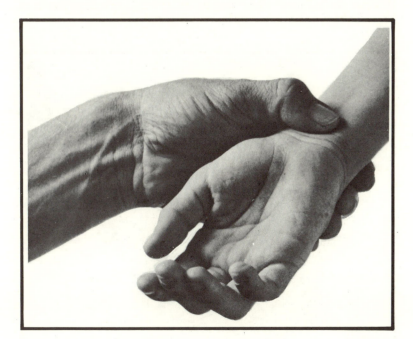

Pontos Indicados: CS6, R21, E36 a VC15

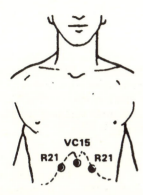

Ponto VC15 — localizado imediatamente abaixo da ponta do osso esterno (apêndice xifóide).

Ponto R21 — 8 dedos acima do umbigo e um dedo ao lado da linha mediana.

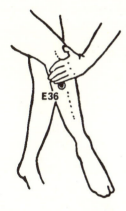

Ponto E36 — 4 dedos abaixo da ponta da rótula e 1 dedo para trás da canela.

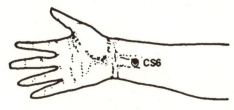

Ponto CS6 — 2 polegares acima da linha de flexão do pulso entre os dois tendões centrais do antebraço.

ENURESE

Pontos Indicados: Nictúria, B23, BP6, SHEN JING e PI JING

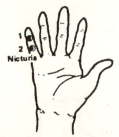

Pontos Nicturia — dois pontos localizados respectivamente no centro da segunda dobra interfalangeal (ponto 1) e a primeira dobra interfalangeal (ponto 2) do dedo mínimo.

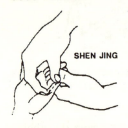

Linha SHEN JING — na linha palmar do dedo mínimo, da ponta à base.

Linha PI JING — sobre o lado externo do polegar, na linha de diferenciação da cor da pele, da ponta à base.

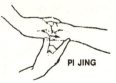

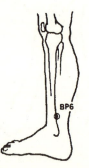

Ponto BP6 — na borda posterior da tíbia, 4 dedos acima do ponto mais saliente do maléolo interno.

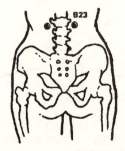

Ponto B23 — 2 polegares ao lado da coluna, entre a 2ª e 3ª vértebras lombares.

Quando a criança urina na cama com freqüência pode ser sintoma de problemas subjacentes, geralmente, de ordem emocional.

Em qualquer caso, os pontos abaixo serão úteis, devendo ser trabalhados diariamente, de preferência antes da criança se deitar e após esvaziar a bexiga. Havendo melhora, vá reduzindo gradativamente a freqüência do tratamento: de dois em dois dias, passando a duas vezes por semana, uma vez por semana e, finalmente, de quinze em quinze dias. Quando a criança passar cerca de um mês sem urinar na cama pode-se suspender o tratamento.

O tratamento específico consiste em pressionar forte e continuamente os pontos **Nicturia** com a ponta do polegar — primeiro o ponto **1**, depois o ponto **2**, durante 3 a 5 minutos cada ponto.

Depois, pressionar e deslizar o polegar sobre as linhas **SHEN JING** e **PI JING**, por 2 minutos em cada linha.

Suplementarmente, dois pontos podem ser acrescentados: pressionar intermitentemente os pontos **BP6** e **B23** com a polpa do polegar durante 3 a 5 minutos cada.

Outras Sugestões
1 — Evitar líquidos e frutas à noite.
2 — Acrescentar à dieta da criança levêdo de cerveja (1 colher de sobremesa ao dia), algas marinhas e germe de trigo — fonte de complexo B, magnésio e outros oligoelementos fortalecedores do sistema nervoso.
3 — Eleve os pés da cama, de modo que a criança durma com as pernas mais elevadas que o corpo.
4 — Antes de deitar, lave os pés da criança com água fria e os esfregue com uma toalha, dinamicamente.

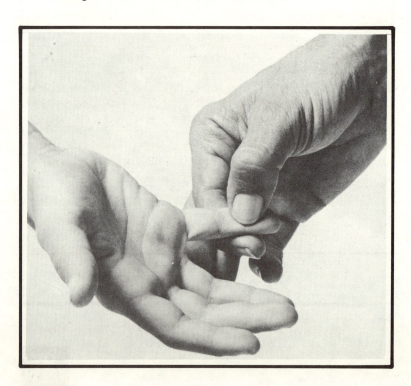

ERUPÇÕES DA PELE

Nas afecções da pele, em geral, 3 pontos merecem destaque por sua ação tanto preventiva quanto sintomática.

Massagear os pontos **BP10, IG11** e **B54** através de pressão contínua com rotações rápidas e alternadas (2 rotações p/ seg. para cada lado) com a polpa do polegar, durante 3 a 5 minutos cada ponto. No tratamento sistemático esse procedimento deverá ser repetido 2 vezes ao dia, até o restabelecimento.

Outras Sugestões

Problemas da pele implicam em mau funcionamento dos rins, em geral devido à ingestão excessiva de carne e outras fontes de proteína animal. O açúcar atua como catalisador, promovendo a eliminação das toxinas através da pele e causando as erupções.

1 — Reduzir ou eliminar a dieta da criança: carnes, e especialmente peixe de pele, açúcar, chocolate e alimentos industrializados, contendo aditivos químicos.
2 — Aplicar suco de limão ou de gengibre às áreas afetadas.

Pontos Indicados: BP10, IG11, e B54

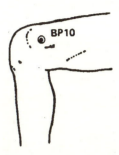

Ponto BP10 — 4 dedos acima do bordo superior da rótula, na face interna da coxa.

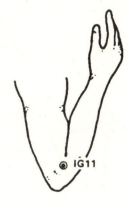

Ponto IG11 — na extremidade externa do cotovelo, em um oco que se forma com o cotovelo dobrado.

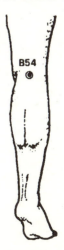

Ponto B54 — no meio da dobra de flexão do joelho.

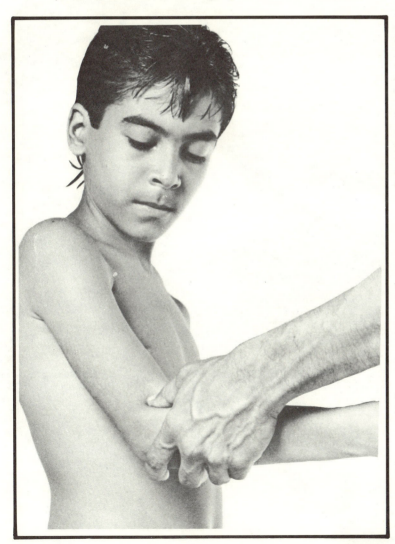

ESPIRROS

Causados por irritações dos nervos nasais ou por hiperestimulação dos nervos óticos provocada por luminosidade intensa, quando constantes ou incessantes os espirros podem ser sintoma de alergia, resfriado, gripe etc.

Dois pontos são geralmente eficazes: o ponto **P5**, especialmente indicado para espirros constantes; e o ponto **B12**, específico para crises incessantes. Pressionar firme e continuamente com a polpa do polegar, durante 3 a 5 minutos cada ponto utilizado.

Pontos Indicados: P5 e B12

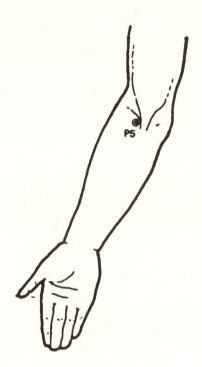

Ponto P5 — na linha de flexão do cotovelo, lateral ao tendão do bíceps.

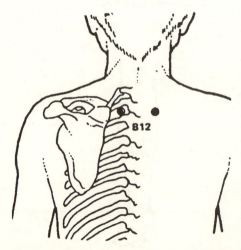

Ponto B12 — 2 polegares da linha mediana dorsal, entre as 2ª e 3ª vértebras torácicas.

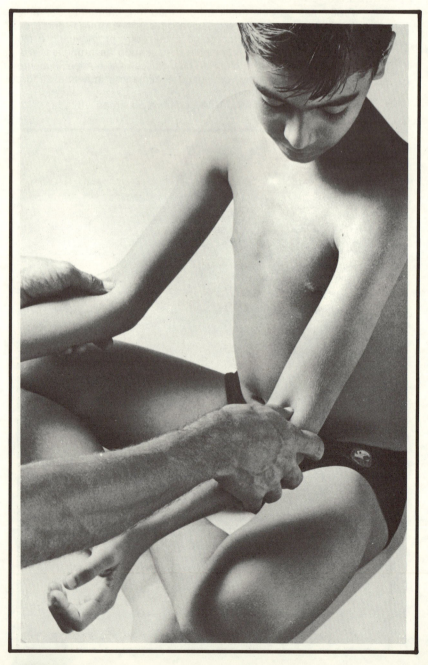

FEBRE

Defesa natural do organismo, a febre somente deve ser combatida quando persistente ou muito elevada. Embora seja um fenômeno mais comum em crianças, a febre alta, acima de 40 graus, pode provocar convulsões.

Muitas vezes, a estimulação de apenas um dos pontos seguintes será suficiente para abaixar a temperatura e eliminar os desconfortos provocados pela febre. O ponto principal, **CS8**, será tratado com pressão e movimentos circulares com o polegar por 1 minuto. Em seguida pressionar e deslizar sobre a linha **LIU FU** com o polegar por 2 minutos. Se necessário, tratar toda a série através de pressão contínua com a polpa do polegar (pontos **IG11** e **TA5**) e com a unha do polegar (ponto **P11**), durante 3 a 5 minutos em cada ponto.

Outras Sugestões

1 — Fazer compressa com folhas verdes socadas e aplicar à testa.
2 — Massagear os polegares e a polpa do dedo grande de cada pé.
3 — Massagear profusamente as têmporas e a região acima do nariz, entre os olhos.

Se a febre é muito alta ou persistente:

4 — Raspar suavemente com uma colher os dois lados da coluna previamente umedecidos com água e sabão ou óleo vegetal, até que a pele se torne avermelhada ou arroxeada.
5 — Prender uma pedra de gelo à polpa do dedo grande de cada pé.
6 — Preparar um chá com folha de cana-de-açúcar.

Se provocada por infecções — ver Infecções (pág. 106)

Pontos Indicados: IG11, TA5, P11, CS8 e LIU FU

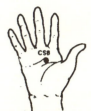

Ponto CS8 — na palma da mão, antes das juntas metacarpo-falangeais dos dedos indicador e médio.

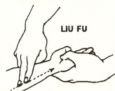

Linha LIU FU — da prega do cotovelo à prega do pulso, lado ulnar anterior do antebraço.

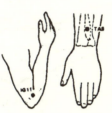

Ponto IG11 — na extremidade externa da prega do cotovelo, em um oco que se forma com o cotovelo dobrado.

Ponto TA5 — na face dorsal do braço, 2 polegares acima da linha de flexão do pulso, entre os ossos rádio e cúbito.

Ponto P11 — cerca de 2mm atrás do ângulo ungueal radial do polegar.

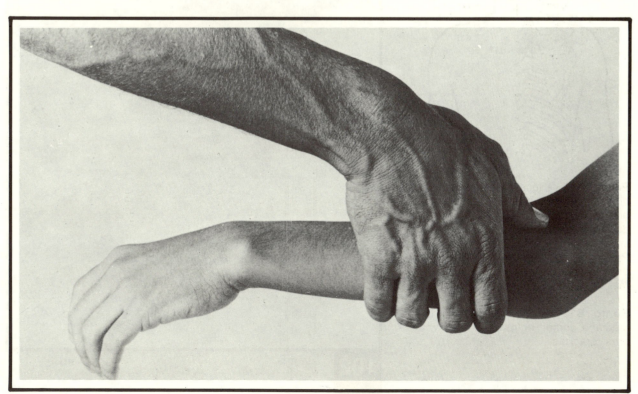

FRIAGEM

Baixa temperatura do corpo provocada por exposição ao frio ou umidade.

Em qualquer caso, pressionar e deslizar a polpa do polegar sobre a linha **SAN GUAN** por 2 minutos. São também úteis as manobras indicadas para infecções (ver pág. 106).

1 — **Para elevar a temperatura do corpo:** pressionar enérgica e repetidamente os pontos **TA15** e **VB21** com a polpa do polegar durante 3 a 5 minutos cada ponto. Depois massagear profusamente toda a área central dos ombros com os dedos e a palma da mão.

2 — **Para prevenir efeitos de exposição ao frio ou à chuva:** com a polpa do polegar pressionar intermitentemente ou massagear exercendo rotações rápidas e alternadas (2 rotações p/seg. para cada lado) o ponto **B12** durante 3 a 5 minutos.

Pontos Indicados: SAN GUAN, TA15, VB21 e B12

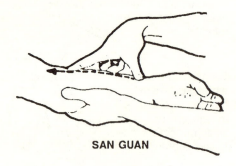

Linha SAN GUAN — da linha do pulso à prega do cotovelo, na face radial anterior do antebraço.

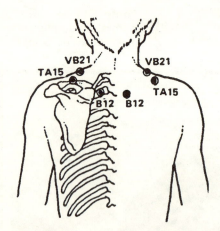

Ponto TA15 — localizado na metade da distância entre a ponta do ombro e a linha da coluna, 1 polegar abaixo do topo do músculo trapésio.

Ponto VB21 — na metade da distância entre a ponta do ombro e a 1ª vértebra torácica, no ponto mais elevado do ombro.

Ponto B12 — 2 polegares da linha mediana dorsal, entre as 2ª e 3ª vértebras torácicas.

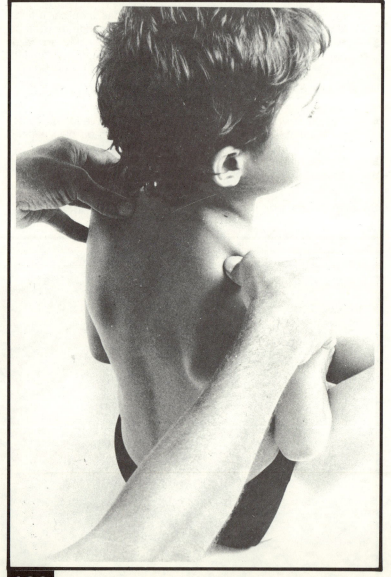

GAGUEIRA

Especialmente a gagueira infantil, temporária, provocada por fatores emocionais.

Pressionar firmemente o ponto **P1** com a polpa do polegar e exercer rotações rápidas e alternadas (2 rotações p/seg. para cada lado) durante 3 a 5 minutos.

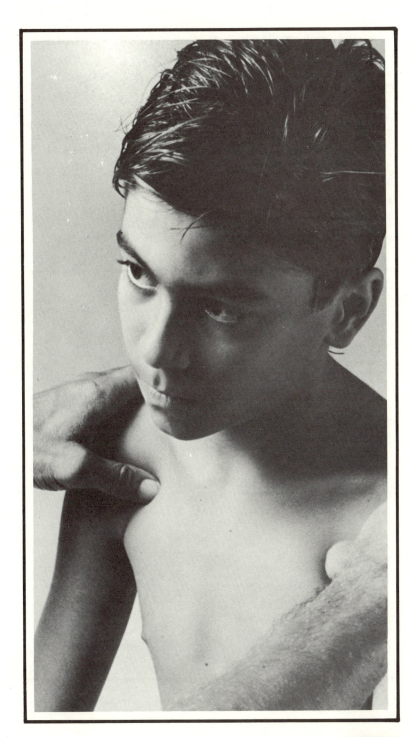

Ponto Indicado: P1

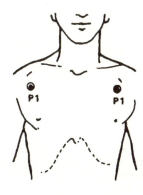

Ponto P1 — entre as 1ª e 2ª costelas, a 8 dedos da linha mediana do peito.

GRIPE

Pontos Indicados: TA5, B12, B11 e VG14

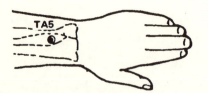

Ponto TA5 — 2 polegares acima da linha 2 de flexão do pulso, entre os ossos rádio e cúbito, na face dorsal do antebraço.

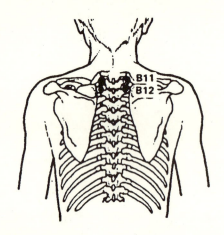

Ponto B12 — 2 polegares da linha mediana dorsal, entre as 2ª e 3ª vértebras torácicas.

Ponto B11 — 2 polegares da linha mediana dorsal, entre as 1ª e 2ª vértebras torácicas.

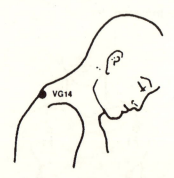

Ponto VG14 — situado sobre a coluna entre a 7ª vértebra cervical (proeminente) e a 1ª vértebra torácica.

Aos primeiros sinais — dores no corpo, febre, prostração, etc. — trabalhar a série abaixo. Observar também as indicações para resfriados, febre etc.

Pressionar continuamente e exercer rotações rápidas e alternadas (2 rotações p/seg. para cada lado) com a polpa do indicador durante 3 a 5 minutos em cada um dos pontos indicados.

Ver também **RESFRIADOS, FRIAGEM, INFECÇÕES** e **FEBRE.**

Outras Sugestões

1 — Com um lenço ou um pedaço de pano, prender uma pedra de gelo à polpa do dedo grande de ambos os pés. Manter a compressa por cerca de 20 minutos e repetir várias vezes ao dia, se necessário.
2 — Massagear toda a região superior das costas, os ombros, a nuca e especialmente a base do crânio.
3 — Cortar uma cebola e aspirar.

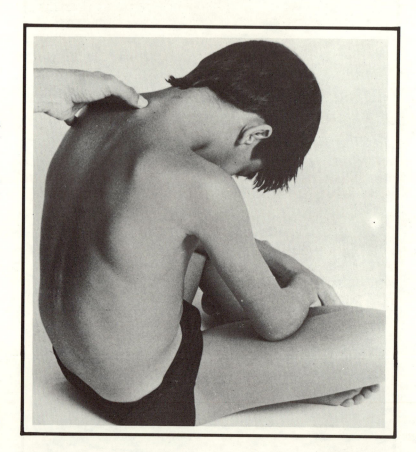

HEMORRAGIA NASAL

Dos diversos pontos que atuam satisfatoriamente na hemorragia nasal, um deles apenas — ponto **VG16** — pode ser suficiente para eliminar o problema.

Com o paciente sentado, a cabeça voltada para trás, tratar um ou mais pontos abaixo descritos, através de pressão contínua com o polegar, até estancar o sangramento (máximo de 5 minutos cada ponto).

Pontos Indicados: VG16, B10, CS8, CS3, ID3, IG3 e IG4

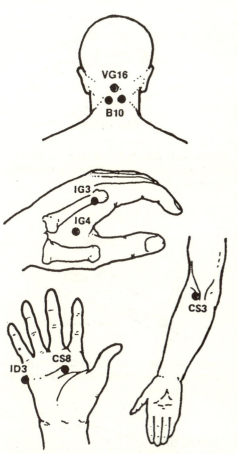

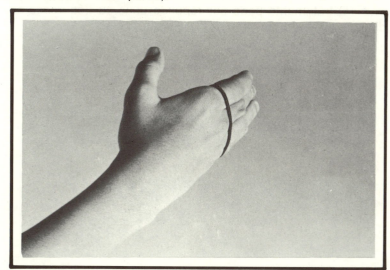

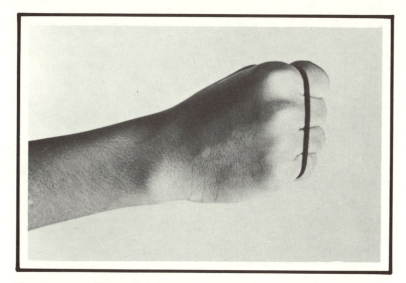

Tratamento Especial (para casos mais severos): envolver e apertar *firmemente* um lenço ou um cordão em torno da mão, ao nível dos pontos **ID3** e **IG3**. A criança deverá, então, fechar fortemente a mão, produzindo, assim, uma pressão simultânea nos dois pontos. Manter a pressão por cerca de um minuto, geralmente o bastante para estancar definitivamente o sangramento.

Ponto VG16 — imediatamente abaixo da proeminência occipital, numa depressão onde a coluna se junta ao crânio.

Ponto B10 — abaixo da base do crânio, 1 dedo da linha mediana da nuca.

Ponto IG4 — na face dorsal da mão, no ângulo formado pelos 1º e 2º metacarpianos.

Ponto CS8 — na palma da mão, antes das juntas metacarpofalangeais dos dedos indicador e médio.

Ponto CS3 — na prega de flexão do cotovelo, junto à borda medial do tendão do bíceps.

Ponto ID3 — na borda cubital da mão, na extremidade da prega transversa da palma.

Ponto IG3 — na face lateral-costal do indicador, ao lado do polegar, antes da articulação metacarpofalangial.

ICTERÍCIA

Pontos Indicados: SAN GUAN, LIU FU, PING GAN e PI JING.

Os sintomas incluem faces e olhos amarelados, ventre dolorido, febre e sede constantes. Como suplemento ao tratamento médico, as massagens indicadas aceleram o processo de cura.

Pressionar e deslizar o polegar sobre as linhas **SAN GUAN, LIU FU, PING GAN** e **PI JING** (essa última, nos dois sentidos) por cerca de 1 minuto em cada linha.

O tratamento pode ser repetido duas ou três vezes ao dia.

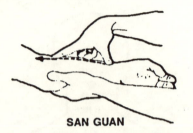

Linha SAN GUAN — da linha do pulso à prega do cotovelo, na face radial anterior do antebraço.

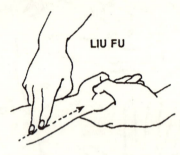

Linha LIU FU — da prega do cotovelo à prega do pulso, lado ulnar anterior do antebraço.

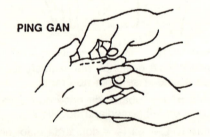

Linha PING GAN — na face palmar do indicador, da base à ponta.

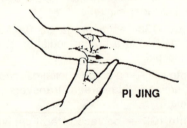

Linha PI JING — sobre o lado externo do polegar, na linha de diferenciação da cor da pele, da ponta à base.

IMPETIGO E ECZEMA

Erupções cutâneas que surgem mais comumente no período em que a criança engatinha. Podem ser amareladas, com formação de pus (impetigo) ou mais secas e avermelhadas (eczema).

A série abaixo deverá ser trabalhada, diariamente, até o desaparecimento dos sintomas, através de pressão contínua e rotações rápidas e alternadas (2 rotações p/seg. para cada lado) com a polpa do polegar, durante cerca de 3 minutos em cada ponto.

Pontos Indicados: B54, IG11, TA6, BP6 e F2

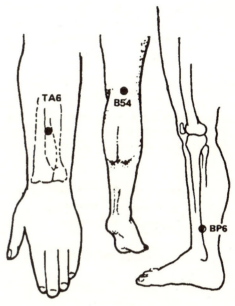

Ponto TA6 — na face dorsal do antebraço, 4 dedos acima da dobra de flexão do pulso, entre os ossos rádio e cúbito.

Ponto B54 — no meio da linha de flexão do joelho.

Ponto BP6 — na borda anterior da tíbia, 4 dedos acima do ponto mais saliente do maléolo interno.

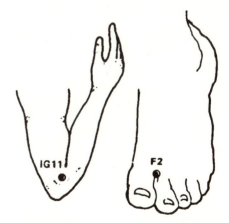

Ponto IG11 — na extremidade externa da dobra do cotovelo, em um oco, com o braço dobrado.

Ponto F2 — no dorso do pé, logo atrás da margem da membrana que separa os dedos grande e segundo.

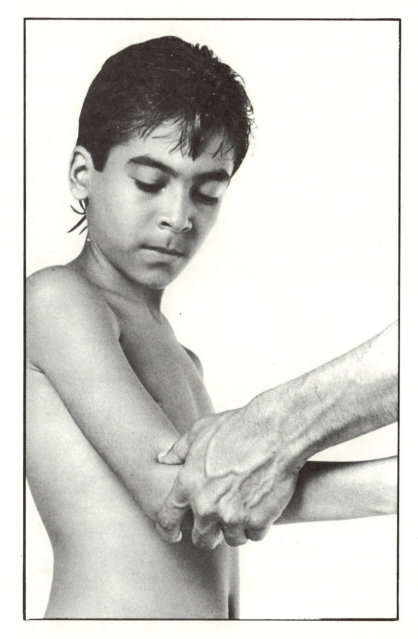

INFECÇÕES

Nas viroses e outras afecções provocadas por agressões meteorológicas, bem como nas doenças infecciosas próprias da idade infantil, as massagens abaixo descritas serão de grande auxílio no fortalecimento do sistema imunológico da criança, propiciando o rápido restabelecimento e o controle da febre. A série deverá ser trabalhada aos primeiros sinais e continuada, duas vezes ao dia, até o desaparecimento dos sintomas.

1 — Coloque seus polegares entre as sobrancelhas pressione e deslize-os suavemente sobre a linha **TIAN MEN** em direção à raiz dos cabelos em linha reta. Repita o movimento 15 vezes com cada polegar, alternadamente.

2 — Com os polegares no meio da testa da criança, faça 30 compressões do centro para fora (linha **PALÁCIO DE DEPRESSÃO**).

3 — Com o dedo médio pressionando as têmporas, numa depressão atrás da ponta externa das sobrancelhas, faça rotações no sentido das orelhas durante 1 minuto. (ponto **TAI YANG**)

4 — Pressione e deslize o polegar sobre a linha **PI JING** por 2 minutos.

Pontos Indicados: TIAN MEN, PALÁCIO DA DEPRESSÃO, TAI YANG e PI JING

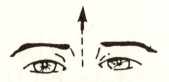

TIAN MEN

Linha TIAN MEN — no centro da testa, do ponto médio entre as sobrancelhas até a raiz do cabelo.

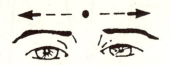

PALÁCIO DA DEPRESSÃO

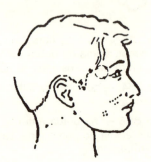

TAI YANG

Ponto TAI YANG — na depressão lateral à ponta externa das sobrancelhas.

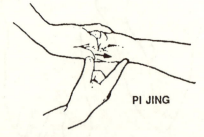

PI JING

Linha PI JING — sobre o lado externo do polegar, na linha de diferenciação da cor da pele, da ponta à base.

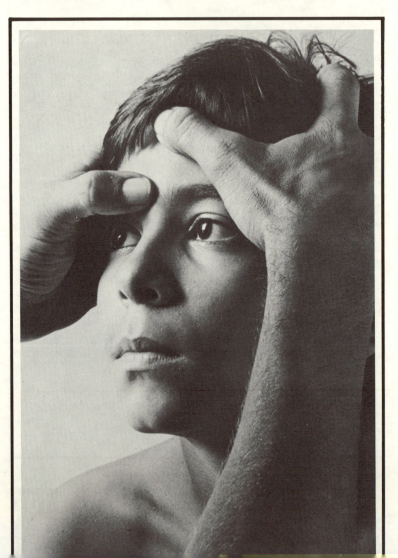

MEDO EM CRIANÇAS

Provocado por situação real ou imaginária, o medo em crianças pode ser controlado pelos pontos **R1, CS5, YIN TANG** e **C7**. Muitas vezes apenas um destes pontos será suficiente.

Tratar cada ponto utilizado durante 3 a 5 minutos, com pressão contínua e rotações alternadas (2 rotações p/seg. para cada lado).

Outro tratamento consiste em beliscar suavemente os pontos **SHIN HSUAN** com o polegar e o indicador por 30 segundos.

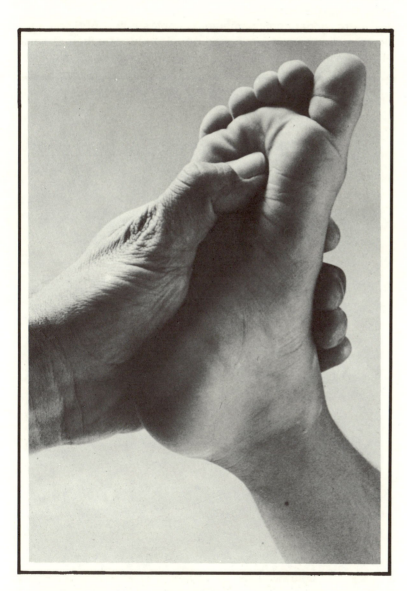

Pontos Indicados: R1, CS5, YIN TANG, C7 e SHIN HSUAN

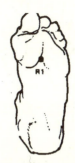

Ponto R1 — situado na planta do pé, na ruga que se forma entre as 2ª e 3ª juntas metatarso-falangeais, quando se flexiona o pé.

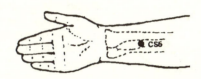

Ponto CS5 — 4 dedos acima da linha de flexão do pulso, entre os ossos rádio e cúbito.

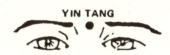

Ponto YIN-TANG — entre as sobrancelhas, na linha mediana da face.

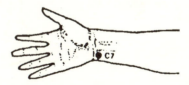

Ponto C7 — na linha de flexão do pulso, lateral ao tendão do dedo mínimo.

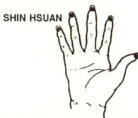

Pontos SHIN HSUAN — 10 pontos situados na ponta dos dedos da mão, face palmar, abaixo e logo à frente das unhas.

Pontos Indicados: SZU-FENG, E36, BP6 e PI JING

METEORISMO INFANTIL

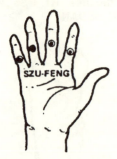

Pontos SZU-FENG — 4 pontos em cada mão, situados no centro da primeira dobra interfalângica dos 2º, 3º, 4º e 5º dedos, face palmar.

Distenção do abdômen por gazes contidos no tubo digestivo.

Pressionar e massagear os pontos **SZU-FENG**, exercendo rotações rápidas e alternadas (2 rotações p/seg. para cada lado) com a polpa do polegar durante cerca de 1 minuto em cada ponto. Ou pressionar os pontos em conjunto, firme e continuamente com as unhas dos 4 dedos (exceto o polegar) durante cerca de 5 minutos.

Pressionar continuamente os pontos **E36** e **BP6** com movimento circular por 3 min. cada ponto. Tratar também a linha **PI JING** com pressão e deslizamento do polegar por 2 minutos.

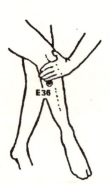

Ponto E36 — situado 4 dedos abaixo da ponta da rótula e 1 dedo para trás da canela.

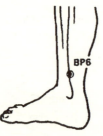

Ponto BP6 — na borda posterior da tíbia, 4 dedos acima do ponto mais saliente do maléolo interno.

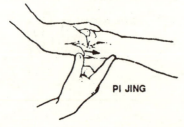

Linha PI JING — sobre o lado externo do polegar, na linha de diferenciação da cor da pele, da ponta à base.

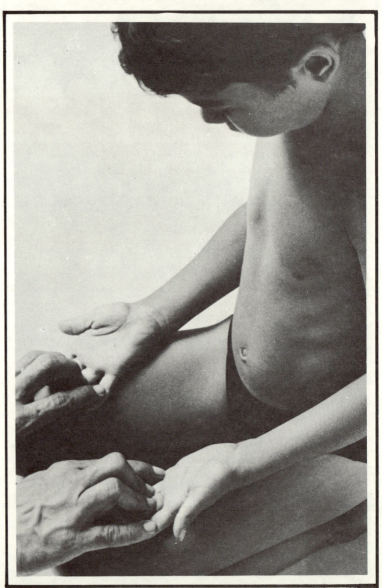

110

NERVOSISMO ANTES DE UM EXAME

Para acalmar e encorajar a criança antes de um exame escolar, pressionar firme e continuamente os pontos **R4** e **C7**, exercendo rotações rápidas e alternadas (2 rotações p/seg. para cada lado) com o polegar durante 3 a 5 minutos.

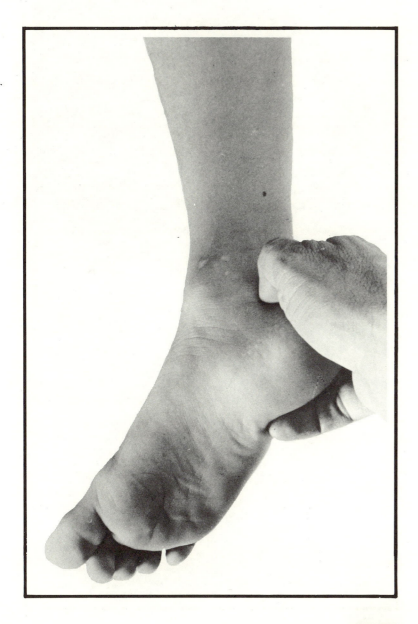

Pontos Indicados: R4 e C7

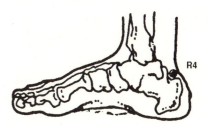

Ponto R4 — no ângulo formado pela borda superior do osso do calcanhar e o tendão de Aquiles, face interna do pé.

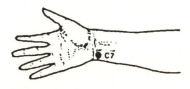

Ponto C7: na linha de flexão do pulso, lateral ao tendão do dedo mínimo.

NERVOSISMO E IRRITAÇÃO INFANTIL

Pontos Indicados: VG11, VG4, YIN TANG, VB20 e SHIN HSUAN

Pressionar e massagear suavemente o ponto **VG11** com o polegar exercendo rotações pronunciadas para baixo, durante cerca de 3 a 5 minutos.

Se necessário trabalhar também os pontos **VG4, VB20** e **YIN-TANG** com pressão contínua com a polpa do polegar durante 3 a 5 minutos cada.

Outro tratamento consiste em beliscar suavemente os pontos **SHIN HSUAN** com o polegar e o indicador por 30 segundos.

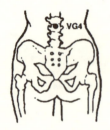

Ponto VG11 — localizado sobre a coluna, entre as 5ª e 6ª vértebras torácicas, aproximadamente na altura da metade das omoplatas.

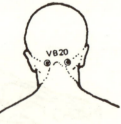

Ponto VG4 — sobre a coluna, entre as 2ª e 3ª vértebras lombares (4 dedos acima do osso sacro).

Ponto VB20 — numa fossa abaixo do occipital, lateral ao tendão da nuca.

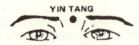

Ponto YIN TANG — entre as sobrancelhas, na linha mediana da face.

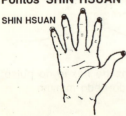

Pontos SHIN HSUAN — 10 pontos situados na ponta dos dedos da mão, face palmar, abaixo e logo à frente das unhas.

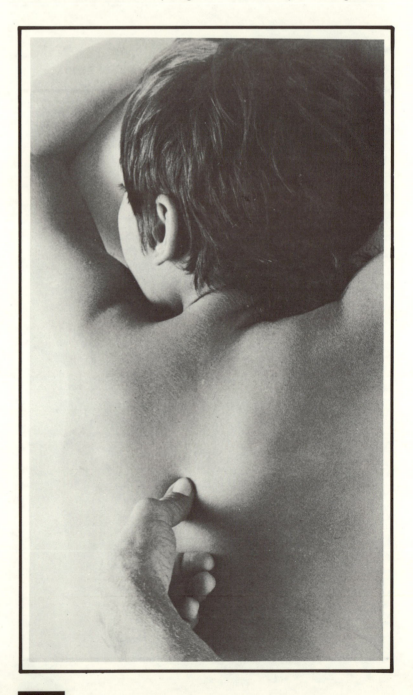

PESADELOS

Quando a criança acorda de um sonho, assustada ou quando o sono é agitado, cheio de sonhos desagradáveis, os pontos seguintes podem ser a garantia de uma noite tranqüila. Servem também ao deitar, como um tratamento preventivo para crianças propensas a pesadelos.

Pressionar continuamente com a polpa do polegar os pontos **E44, E45** e/ou **CS5** durante 3 a 5 minutos cada ponto utilizado.

Pontos Indicados: E45, E44 e CS5

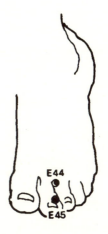

Ponto E44 — situado no espaço interdigital dos 2º e 3º dedos do pé, na base do 2º dedo.
Ponto E45 — cerca de 2mm, atrás do ângulo ungueal externo do 2º dedo do pé.

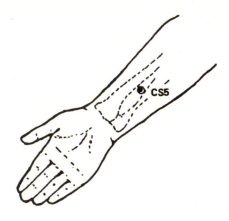

Ponto CS5 — 4 dedos acima da linha de flexão do pulso entre os ossos rádio e cúbito.

PNEUMONIA INFANTIL

Pontos Indicados — PI JING, SAN GUAN, VG14, VG16, VB20, VC17, B13 e E36.

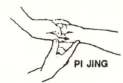

Linha PI JING — sobre o lado externo do polegar, na linha de diferenciação da cor da pele, da ponta à base.

Linha SAN GUAN — da linha do pulso à prega do cotovelo, na face radial anterior do antebraço.

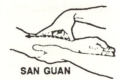

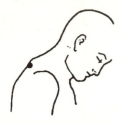

Ponto VG14 — situado sobre a coluna entre a 7ª vértebra cervical (proeminente) e a 1ª vértebra torácica.

Ponto B13 — nas costas, 2 polegares da linha mediana, abaixo da 3ª vértebra dorsal.

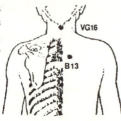

Ponto VG16 — numa depressão, abaixo da proeminência occipital.

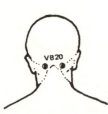

VB20 — numa fossa abaixo do occipital, lateral ao tendão da nuca.

VC17 — no centro do osso esterno, no meio da linha horizontal dos mamilos.

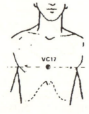

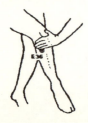

E36 — situado 4 dedos abaixo da ponta da rótula e 1 dedo para trás da canela.

Para qualquer tipo de pneumonia, aguda ou crônica, o tratamento abaixo indicado deverá ser realizado duas vezes ao dia.

Pressionar e deslizar o polegar sobre as linhas **PI JING** e **SAN GUAN** (dois minutos cada manobra). Depois tratar os pontos **VG14**, **VG16**, **VB20**, **VC17**, **B13** e **E36** com pressão e movimentos circulares no sentido horário por 1 minuto em cada ponto.

Outras sugestões

Com um pedaço de gengibre cru, descascado e arredondado na ponta e mergulhado em água morna, esfregar os dois lados das costas da criança, para baixo e para cima, até que a pele se torne ligeiramente vermelha.

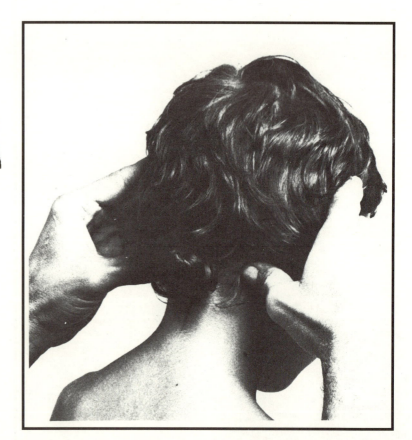

PRISÃO DE VENTRE

Pontos Indicados: IG2, E36, PI JING e SAN GUAN

A causa mais comum da constipação, o endurecimento do bolo fecal, é a má alimentação. Alimentos que dificultam o trânsito intestinal — cereais refinados e seus subprodutos (pão, massas, etc.), açúcar refinado, carnes em excesso e produtos industrializados em geral — constituem a base da dieta moderna. E, hoje, é apenas natural que as crianças sejam prematuramente afetadas por essa disfunção.

Muitas vezes, o tratamento de um ponto é suficiente: pressionar repetidamente o ponto **IG2** com a polpa do polegar em movimento rítmico, superficial mas dinâmico, "energético", movendo a pele no sentido da mão durante 3 a 5 minutos. Ou então bater leve, rápida e secamente no ponto com um pequeno bastão não-condutor (ex: uma caneta esferográfica sem carga).

Pressionar e deslizar o polegar sobre as linhas **PI JING** e **SAN GUAN** repetidamente por 2 minutos em cada linha.

Outro ponto útil, o **E36** deverá ser massageado com a polpa do polegar em rotações rápidas e "energéticas" no sentido horário durante 3 a 5 minutos.

Tratamentos Especiais
1 — Aplicar massagem linear com a ponta dos dedos unidos seguindo o sentido da linha pontilhada na ilustração abaixo.
2 — Colocar as mãos superpostas cobrindo o umbigo da criança e pressionar gradativamente; mantendo a pressão, exercer um movimento lento no sentido horário (sentido peristáltico).
3 — Com os dedos unidos, pressionar a área acima da virilha esquerda (terminal do cólon descendente), mantendo a pressão e exercer rotações no sentido horário durante cerca de 3 minutos.

Outras Sugestões
1 — Evitar laxantes e óleos minerais, que inibem o movimento peristáltico natural.
2 — Adotar uma alimentação à base de cereais integrais e legumes, especialmente os fibrosos e ricos em celulose (cenoura, milho, repolho, couve-flor etc.).
3 — Incluir levedo de cerveja na alimentação — uma a duas colheres de sobremesa do pó ou cerca de 5 comprimidos ao dia.
4 — Instruir a criança a ir ao banheiro sempre que houver demanda.

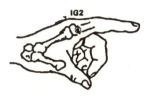

Ponto IG2 — numa depressão depois da articulação metacarpofalangial, no lado externo do indicador.

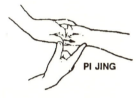

Linha PI JING - sobre o lado externo do polegar, na linha de diferenciação da cor da pele, da ponta à base.

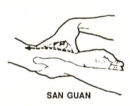

Linha SAN GUAN - da linha do pulso à prega do cotovelo, na face radial anterior do antebraço.

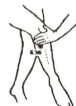

E36 — situado 4 dedos abaixo da ponta da rótula e 1 dedo para trás da canela.

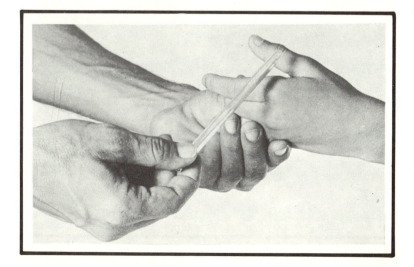

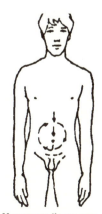

Massagem linear nos intestinos

RESFRIADOS

Pontos Indicados: IG4, P11, B12, P7, IG20, VG14 e VG16

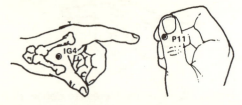

Ponto IG4 — situado no dorso da mão, entre os 1º e 2º metacarpianos.

Ponto P11 — cerca de 2mm, atrás do ângulo ungueal radial (canto externo da unha) do polegar.

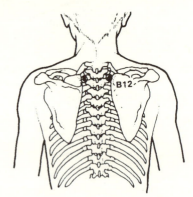

Ponto B12 — 2 polegadas da linha mediana dorsal entre as 2ª e 3ª vértebras torácicas.

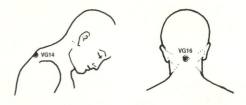

Ponto VG14 — sobre a coluna entre a 7ª vértebra cervical (proeminentel e a 1ª vértebra torácica.

Ponto VG16 — localizado numa depressão onde a coluna junta-se ao crânio abaixo da proeminência occiptal.

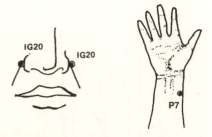

Ponto IG20 — na dobra nasolabial, ao lado da asa do nariz.

Ponto P7 — sobre a artéria radial, 2 polegares acima da linha de flexão do pulso.

Em geral, no início do resfriado comum, a estimulação associada dos pontos **IG4** e **P11** é suficiente para eliminar o problema.

Pressionar firme e continuamente com a polpa do polegar o ponto **IG4** e o ponto **P11** com a unha do polegar durante 3 a 5 minutos cada.

Suplementarmente, toda a série abaixo pode ser também trabalhada através de pressão contínua e rotações rápidas e alternadas (2 rotações p/seg. para cada lado) com a polpa do polegar, durante 3 a 5 minutos em cada ponto utilizado.

Para elevar a temperatura do corpo e prevenir efeitos de exposição ao frio, à umidade ou à chuva: ver **FRIAGEM** e **INFECÇÕES.**

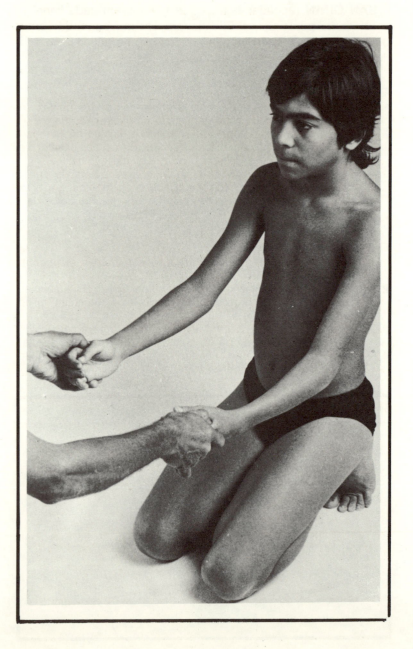

RUBÉOLA

Como o sarampo e a caxumba, a rubéola é uma doença própria da idade infantil que exige cuidados para evitar complicações, mas nem por isso deve ser evitada. De caráter benigno nessa fase, essas doenças podem ter uma evolução desagradável quando surgem mais tarde na vida.

Os pontos **IG11** e **VG6**, usados durante toda a fase aguda da doença para prevenir complicações e aliviar desconfortos, devem ser massageados com a polpa do polegar durante 3 a 5 minutos cada, 3 vezes ao dia.

Pontos Indicados: IG11 e VG6

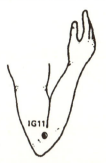

Ponto IG11 — localizado na extremidade externa da prega do cotovelo, em um oco que se forma com o cotovelo dobrado.

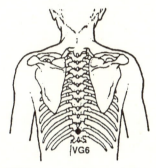

Ponto VG6 — na coluna, abaixo da 11ª vértebra torácica.

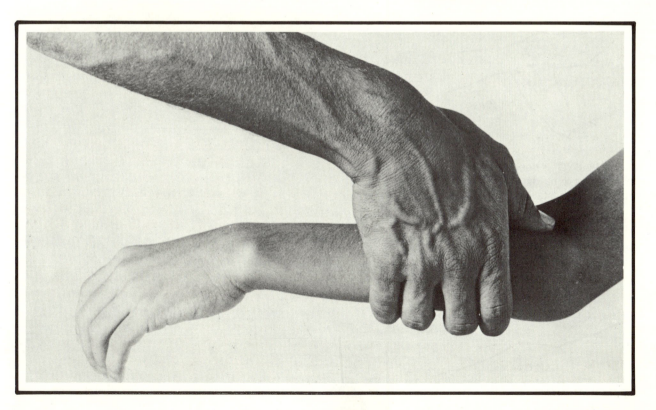

SARAMPO

Pontos Indicados: CS3, R1, PI JING e SAN GUAN

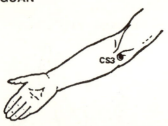

Ponto CS3 — na linha de flexão do cotovelo, junto à borda medial do tendão do bíceps.

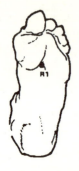

Ponto R1 — na planta do pé, na ruga que se forma entre as 2ª e 3ª juntas metatarso-falangeais, quando se flexiona o pé.

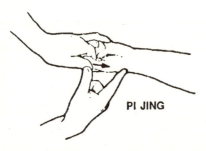

Linha PI JING — sobre o lado externo do polegar, na linha de diferenciação da cor da pele, da ponta à base.

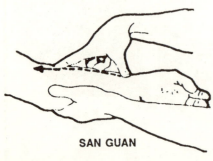

Linha SAN GUAN — da linha do pulso à prega do cotovelo, na face radial anterior do antebraço.

Doença infecciosa aguda própria da idade infantil, o sarampo, é considerado pelos médicos naturistas como uma doença "saudável": traz imunidades e fortalece o organismo da criança. Caracteriza-se pela inflamação das membranas mucosas dos olhos e das vias aéreas, seguida de erupções — manchas vermelhas — que começam geralmente atrás das orelhas e se estendem sobre o corpo, incluindo as mucosas internas. Os sintomas incluem ainda conjuntivite, fotofobia (aversão à luz), coriza e tosse.

Após surgirem as erupções, os pontos seguintes serão úteis para um tratamento diário até o desaparecimento dos sintomas. Massagear lentamente os pontos **CS3** e **R1** com a polpa do polegar durante 3 a 5 minutos cada, pela manhã e à noite.

Pressionar e deslizar a ponta do polegar sobre a linha **PI JING** nos dois sentidos por cerca de 2 min.

Pressionar e deslizar a ponta do polegar sobre a linha **SAN GUAN** no sentido indicado por 30 seg.

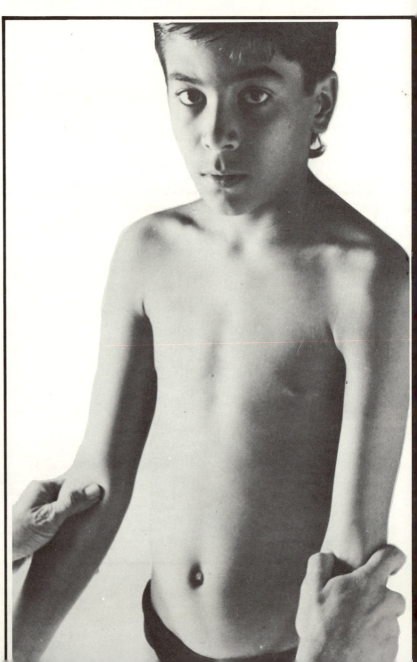

SOLUÇOS

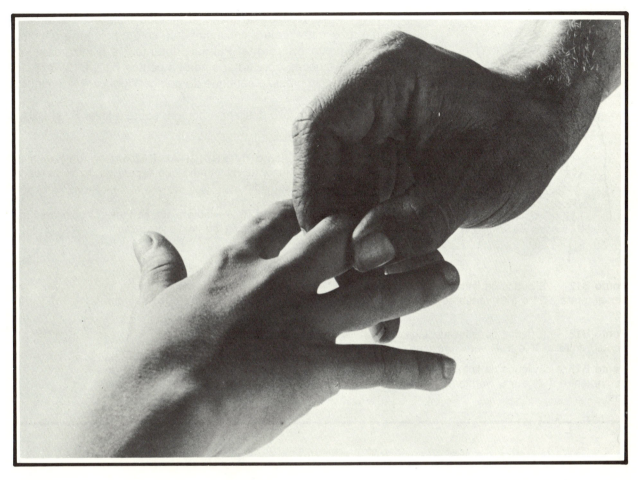

Pontos Indicados: Vértex e B17

O ponto específico, denominado **VÉRTEX**, deverá ser pressionado firme e continuamente com o polegar (e o indicador, no outro lado da articulação) durante um máximo de 3 minutos.

Se não for suficiente, tratar também o ponto **B17** com pressão firme e contínua conjugada a rotações pronunciadas para baixo com a polpa do polegar durante 3 a 5 minutos.

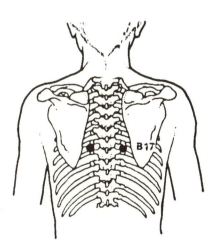

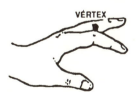

Ponto VÉRTEX — na 1ª articulação interfalangial do dedo médio, na face lateral do lado do indicador.

Ponto B17 — 2 polegares da linha mediana dorsal, entre as 7ª e 8ª vértebras torácicas.

TOSSE

Pontos Indicados: INTERDIGITAL PALMAR, B12, B17, P7, B13, VC17 e SAN GUAN

Para acessos de tosse, o método mais efetivo consiste em pressionar firme e continuamente com o polegar e o indicador o ponto **Interdigital Palmar**, durante 3 a 5 minutos.

Se necessário, tratar ainda os pontos **B12**, **B13**, **B17**, **P7** e **VC17** com pressão contínua do polegar durante 3 a 5 minutos cada ponto.

Pressionar e deslizar o polegar sobre a linha **SAN GUAN** por 2 min.

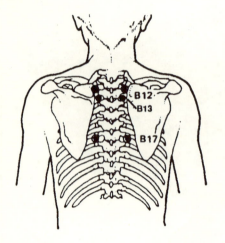

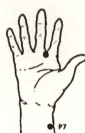

Ponto INTERDIGITAL PALMAR — na palma da mão, na membrana que separa os dedos indicador e médio.

Ponto P7 — sobre a artéria radial, 2 polegares acima da linha de flexão do pulso.

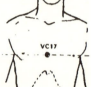

Ponto VC7 — no centro do osso esterno, no meio da linha horizontal dos mamilos.

Ponto B12 — 2 dedos da linha mediana dorsal, entre a 2ª e a 3ª vértebras torácicas.

Ponto B13 — 2 dedos da linha mediana dorsal, entre a 3ª e a 4ª vert. torácicas.

Ponto B17 — 2 dedos da linha mediana dorsal, entre a 7ª e a 8ª vértebras torácicas.

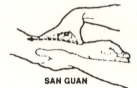

Linha SAN GUAN — da linha do pulso à prega do cotovelo, na face radial anterior do antebraço.

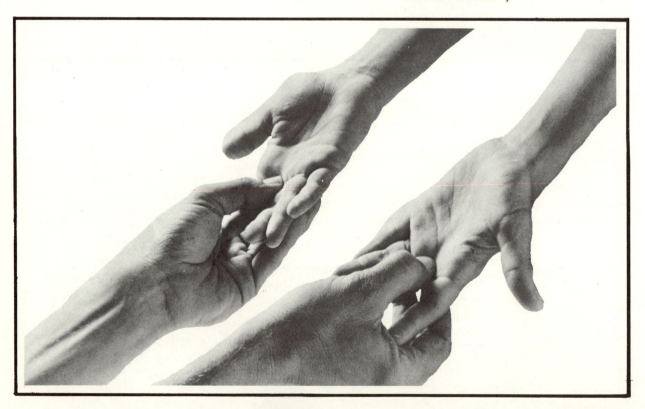

TRANSTORNOS DIGESTIVOS

De grande utilização pediátrica, os pontos **SZU-FENG** são específicos para indigestão, meteorismo, cólicas abdominais e outros problemas digestivos em crianças.

Pressionar e massagear os pontos **SZU-FENG**, exercendo rotações rápidas e alternadas (2 rotações p/seg. para cada lado) com a polpa do polegar durante cerca de 1 minuto em cada ponto. Ou pressionar os pontos em conjunto, firme e continuamente com as unhas dos 4 dedos (exceto o polegar) durante cerca de 5 minutos.

Pressionar o ponto **E36** exercendo movimentos circulares por 2 min.

Pressionar e deslizar a ponta do polegar pela linha **PI JING**, depois pela linha **SAN GUAN** no sentido indicado, até que a pele se torne avermelhada (cerca de 2 min.), aumentando a velocidade de manobra gradualmente.

Massagear a região paravertebral da 1ª vértebra lombar à 2ª sacra, com os polegares em cada lado da coluna a nível de cada vértebra, levantando e amassando a pele contra a coluna, repetidamente sempre de cima para baixo (sentido das nádegas).

Pontos Indicados: SZU-FENG, PI JING, SAN GUAN e E36

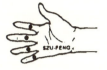

Ponto SZU-FENG — 4 pontos em cada mão, situados no centro da 1ª dobra interfalângica dos 2º, 3º, 4º e 5º dedos, face palmar.

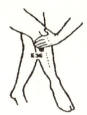

Ponto E36 — situado 4 dedos abaixo da ponta da rótula e 1 dedo para trás da canela.

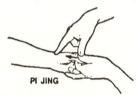

Linha PI JING — sobre o lado externo do polegar, na linha de diferenciação da cor da pele, da ponta à base.

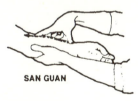

Linha SAN GUAN — da linha do pulso à prega do cotovelo, na face radial anterior do antebraço.

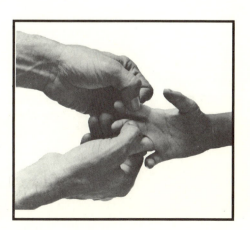

URTICÁRIA

Erupções de surgimento repentino na pele formando comichões em áreas, às vezes, extensas do corpo. Podem durar um dia ou mais ou, subitamente, deslocarem-se para outras regiões da pele. São geralmente relacionadas a reações alérgicas ou problemas emocionais.

Pressionar continuamente os pontos abaixo com a polpa do polegar, durante 3 a 5 minutos para cada ponto utilizado.

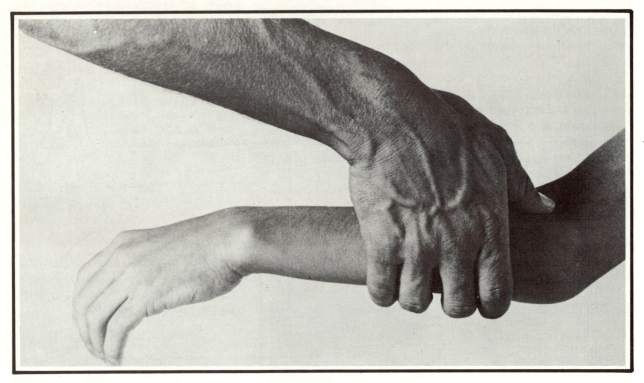

Pontos Indicados: IG11, BP10, B54 e VG14

Ponto VG14 — na coluna, entre a 7ª vértebra cervical (proeminente) e a 1ª vértebra dorsal.

Ponto IG11 — na extremidade externa da dobra do cotovelo, em um oco, com o cotovelo dobrado.

Ponto B54 — no centro da dobra de flexão do joelho.

Ponto BP10 — 4 dedos acima da borda superior da rótula, na face interna da coxa.

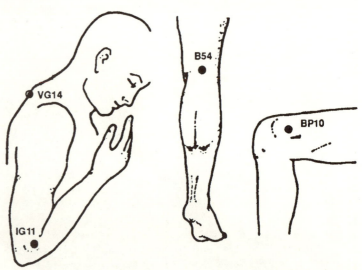

VÔMITOS E NÁUSEA

O ponto específico é o **VC15**, tratado através de pressão contínua com a polpa do polegar ou, se as circunstâncias permitirem, da maneira seguinte: coloque a palma das suas mãos e os dedos entrelaçados diretamente sobre a pele na área do plexo solar da criança. Lenta e suavemente, vá separando as mãos, puxando-as para os lados, de forma que seus dedos deslizem sobre o plexo solar; repita algumas vezes.

Tratar também a linha **PI JING** pressionando e deslizando o polegar por 2 min.

Se não for suficiente, pressionar firme e continuamente os pontos **CS6** e/ou **E36** com a polpa do polegar, durante 3 a 5 minutos cada ponto.

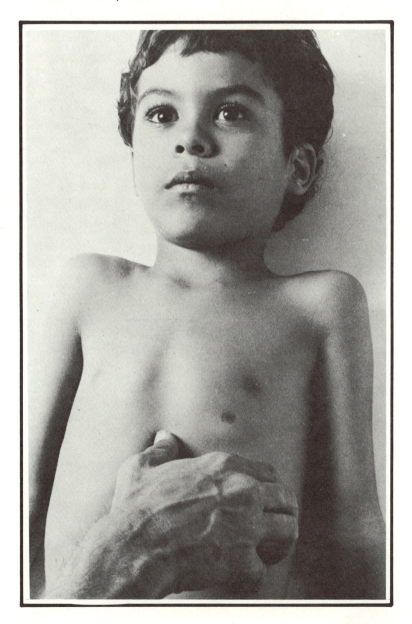

Pontos Indicados: VC15, CS6, E36 e PI JING

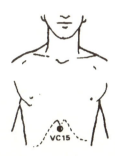

Ponto VC15 — situado imediatamente abaixo da ponta do osso esterno (apêndice xifóide).

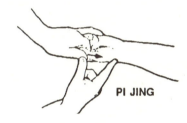

Linha PI JING — sobre o lado externo do polegar, na linha de diferenciação da cor da pele, da ponta à base.

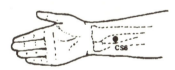

Ponto CS6 — 2 polegares acima da linha de flexão do pulso, entre os 2 tendões centrais do antebraço.

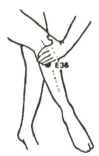

Ponto E36 — 4 dedos abaixo da ponta da rótula e 1 dedo por fora da borda anterior da tíbia.

VÔMITOS EM LACTENTES

Pontos Indicados: VC15, VC17, E36 e SZU FENG

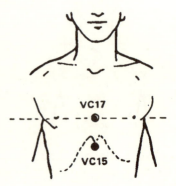

Ponto VC17 — no centro do osso esterno, no meio da linha horizontal dos mamilos.

Ponto VC15 — situado imediatamente abaixo da ponta do osso esterno (apêndice xifóide).

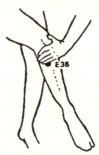

Ponto E36 — 4 dedos abaixo da ponta da rótula e 1 dedo por fora da borda anterior da tíbia.

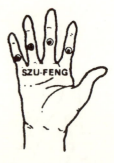

Pontos SZU-FENG — 4 pontos em cada mão, situados no centro da primeira dobra interfalângica dos 2º, 3º, 4º e 5º dedos, face palmar.

Pressionar firme mas gentilmente os pontos **VC15**, **E36** e **VC17** com a polpa do polegar e exercer rotações lentas no sentido horário durante 3 minutos em cada ponto utilizado.

Tratar também os pontos **SZU FENG** pressionando-os em conjunto firmemente durante cerca de 5 minutos, ou isoladamente, cada um deles por 1 min.

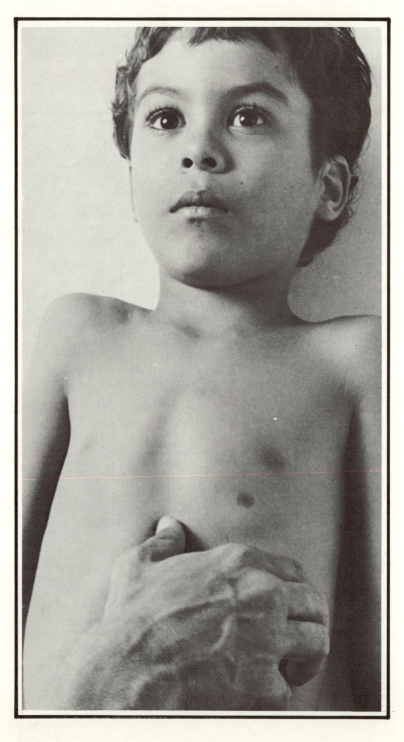

AUTOTRATAMENTO

O Do-In na Escola

Especialmente dedicado à criança na idade escolar (ainda que igualmente benéfico para adultos) uma série de exercícios vem sendo ensinado sistematicamente nas escolas da República Popular da China, com o objetivo de estimular a criança a resolver seus pequenos problemas por meio dos recursos pessoais. Este trabalho é desenvolvido através da distribuição em larga escala de folhetos ilustrados, contendo instruções para a prática — nas salas de aula e no lar — de exercícios de Do-In específicos para problemas tais como cansaço, dores de cabeça, estafa resultante de sobrecarga física ou mental, distúrbios visuais causados por excesso de trabalho ou cansaço, resfriados, debilidade motora e outros distúrbios comuns na fase escolar.

Os cartazes, com o título "Ilustração Educativa dos Exercícios Destinados à Conservação dos Olhos", contêm farta informação para a estimulação dos pontos de Do-In na região dos olhos, os quais têm ação benéfica não apenas sobre os olhos, mas na condição geral do organismo.

Utilizada com finalidade tanto preventiva quanto curativa, esta série de exercícios é apresentada em quatro operações a serem praticadas, preferencialmente, duas vezes por dia, pela manhã e à tarde. Como tratamento sintomático, cada operação pode ser efetuada isoladamente, sempre que necessário. O tempo de duração da série é de, no máximo, dez minutos (cerca de um a três minutos cada operação).

Ainda que o tratamento possa sempre ser ministrado por uma outra pessoa, a sugestão, uma vez mais, é de que se estimule a criança a praticá-lo em si mesma. Dessa forma as contribuições serão, além de terapêuticas, essencialmente educativas.

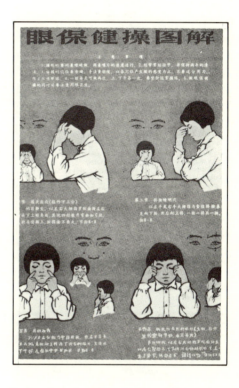

Ilustração educativa dos exercícios destinados à conservação dos olhos.

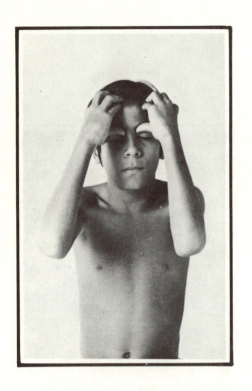

1ª Operação

Massagear o ponto **Tiang-Ying** (localizado diretamente abaixo da extremidade interna da sobrancelha, no osso supraorbital): sentado, com os olhos fechados, pressionar com a ponta dos polegares os pontos mais elevados do osso supraorbital, acima do canto interno dos olhos. Os quatro outros dedos de cada mão, separados e encurvados, apoiam-se na testa com ligeira pressão, enquanto os polegares pressionam o ponto indicado alternadamente para cima e para baixo.

Indicações: dores nos olhos causados por excesso de trabalho ou cansaço; visão deficiente; inflamação crônica dos sinus; resfriados; enxaquecas.

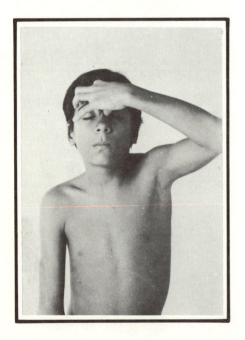

2ª Operação

Pressionar o ponto **Ying-Ming** ou **B1** (localizado cerca de 2 mm ao lado e acima do canto interno dos olhos): apertar a raiz do nariz com o polegar e o indicador de uma das mãos; primeiramente pressionar de leve para baixo, depois fortemente para cima, alternadamente.

Indicações: irritações e incômodos locais causados pelo uso de óculos; distúrbios infecciosos da membrana nasal; respiração nasal congestionada.

3ª Operação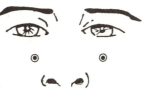

Massagear o ponto **Si-Bai** ou **E5** (localizado na depressão abaixo das maçãs do rosto, em linha vertical com a pupila dos olhos): juntar os dedos indicador e médio de ambas as mãos e colocá-los de cada lado das narinas, na área do ponto mencionado; os polegares, colocados debaixo do queixo, servem de apoio.

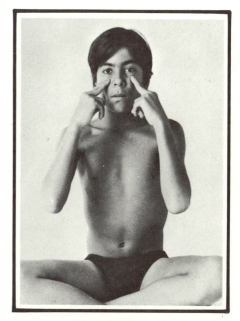

Indicações: estafa por sobrecarga física ou emocional; dor de dentes; inflamação dos sinus nasais; dores e espasmos musculares.

4ª Operação

Pressionar o ponto **Tai-Yang** (localizado nas têmporas, um polegar por fora da ponta externa das sobrancelhas) e massagear circularmente as órbitas: com a ponta dos polegares pressionando continuamente o ponto **Tai-Yang** (nº 1), exercer massagem em movimentos circulares, com o lado interno da segunda falange do indicador, sobre a borda superior da órbita (do ponto nº 2 ao nº 4) e depois sobre a borda inferior (de dentro para fora, passando sobre os pontos nº 5 e nº 6), alternadamente.

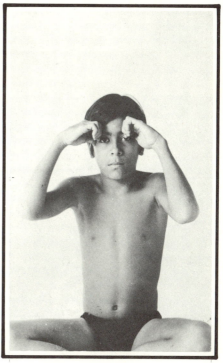

Indicações: dores de cabeça e enxaqueca; insônia ou perturbações do sono por estafa; pressão sangüínea alta provocada por distúrbios nervosos; dores nos olhos, visão turva e olhos trêmulos.

AUTOTRATAMENTO

Iniciação ao Do-In

Diferente do tratamento sintomático, quando apenas um ou alguns pontos específicos são utilizados para os problemas a eles relacionados, a prática diária dos exercícios de Do-In constitui uma rotina completa nos sistemas de energia do organismo. De caráter essencialmente preventivo, essa visita sistemática ao território corporal pelos caminhos da energia inclui, na prática, uma série de manobras tais como pressão, flexão, amassamento, percussão, torção, beliscamento, massagem linear, estiramento e liberação de articulações.

O objetivo da prática é a liberação das áreas de resistência ao fluxo das energias, pela descontração e vitalização dessas regiões estratégicas e conseqüente regeneração das funções correspondentes. Este trabalho é facilitado pelos extensos mapeamentos desenvolvidos a partir da intuição e clarividência dos antigos (e hoje confirmados por experimentos cientificamente confiáveis), onde áreas, pontos e linhas preferenciais se destacam no corpo como santuários das forças que organizam a atividade psicossomática.

Enquanto sistema de autotratamento tal prática preventiva, além de aprimorar o funcionamento do organismo e deixá-lo menos propenso ao desenvolvimento de doenças, permite ainda uma leitura precoce das suas condições gerais de saúde pela decodificação dos sinais iniciais da doença inscritos no corpo: seus condutos energéticos obstruídos em áreas cronicamente contraídas. O que torna o Do-In, ainda que pelos meios singelos da massagem, um exercício sistemático de reflexão e autoconhecimento.

Este capítulo introduz uma seqüência básica de exercícios que, pela sua natureza lúdica, serão facilmente adotados pela criança. O objetivo último é despertar seu interesse pelo trabalho no próprio corpo e conscientizá-la das possibilidades disponíveis às suas mãos. Em outras palavras, iniciá-la numa atividade que não constitui um fim em si mesma mas, pelo contrário, instiga a criatividade na investigação de inexploradas províncias do ser edificadas no território somático. Pois, vista por diferentes ângulos, cada parte do corpo reflete diferentes facetas do todo orgânico.

É certo que no Do-In e em outras técnicas chinesas fala-se de pontos, meridianos e áreas correspondentes a funções orgânicas, mas cabe lembrar que, pela ótica chinesa, tais funções revelam insuspeitadas relações de ordem psicossomática. O que implica em dizer que sua topografia energética registra, em regiões privilegiadas do corpo, a natureza holística do organismo e suas peculiares formas de interação funcional.

A série de exercícios aqui organizada não pretende ser completa ou definitiva. As manobras simples que a constituem, apesar de permitirem a estimulação geral do sistema de energia e ainda beneficiarem funções específicas, não passam de meras sugestões para o exercício da atenção ao próprio corpo tendo em vista a conscientização e o refinamento artístico de suas múltiplas expressões de vida.

É compreensível que falte à criança iniciativa e disciplina necessárias à manutenção regular da prática, e é igualmente compreensível que o estímulo, o exemplo, deva partir do adulto que, de resto, é quem mais necessita de tais cuidados preventivos e reparadores. Tornar a atividade mais atraente para a criança é tarefa que poderá exigir um tanto de criatividade por parte dos pais ou educadores. Para tanto, vale repetir que a série sugerida é flexível bastante para comportar modificações — supressões e acréscimos — em sua forma, desde que certas normas sejam preservadas. A mais importante e fundamental: as manobras deverão ser desenvolvidas sempre no sentido do fluxo dos meridianos.

Como já foi visto no capítulo "Os Caminhos da Energia", os meridianos principais se organizam em quatro grupos, cada grupo constituído por três meridianos de trajeto similar e mesmo sentido de fluxo. A escolha de por onde começar a trabalhar o corpo é arbitrária. Uma boa sugestão é seguir o percurso dos meridianos que começam no peito e descem pela face anterior do braço até os dedos; daí subir pelo dorso da mão e do braço até os ombros, passar pela nuca, cabeça e descer através da face, trabalhando meticulosamente em volta dos olhos, da boca, no nariz e nas orelhas; a partir daí descer pela garganta, peito, abdômen e área genital, e prosseguir pela face externa da perna até os pés; prosseguir pela face interna das pernas até as virilhas; retornar à planta dos pés e desenvolver uma massagem profusa em toda a sua extensão; terminar com palmadas enérgicas na planta dos pés.

Já que os dois lados do corpo serão igualmente tratados é interessante alternar cada manobra, deixando o lado que estiver sendo trabalhado bem relaxado e receptível ao toque. Embora cada exercício possa ser feito isoladamente sempre que se desejar, na prática diária é importante desenvolver toda uma série, de modo a trabalhar as diversas regiões do corpo. É ainda desejável que as manobras sejam desenvolvidas de maneira fluente e rítmica, integradas num mesmo movimento harmônico. Gestos graciosos, carregados de carinho e atenção, interessam muito mais ao corpo do que intervenções mecânicas, ainda que tecnicamente corretas.

O melhor momento para a prática dos exercícios diários é pela manhã, antes mesmo da higiene matinal. Trata-se, assim, de uma maneira gentil de acordar o organismo, estimulando suas funções de forma harmoniosa e preparando-o para as atividades do dia. Mas, salvo logo após as refeições, a prática poderá ser realizada com proveito a qualquer hora.

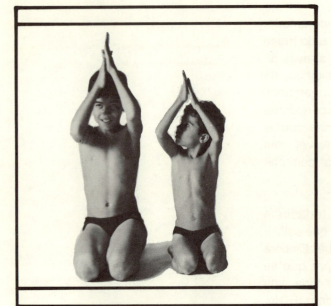

1

Instrumentos de nossas relações diretas com o mundo, as mãos refletem em grande parte as nossas emoções e, por força de sua função, são alvo de grandes tensões. Na área dos pulsos, em especial, sensíveis pontos dos meridianos do Coração, Pulmões e Circulação-Sexo apresentam qualidades comuns: servem como válvulas de descompressão das energias bloqueadas que se expressam por ansiedades, nervosismos, angústias e depressões.

Friccionar dinamicamente as mãos e os pulsos na altura dos olhos ou acima da cabeça é uma boa maneira de aliviar tensões emocionais, harmonizar as funções cardio-circulatórias e respiratórias e ainda energizar as pontas dos dedos, preparando-os para melhor estimular os pontos de energia.

Durante a prática é útil repetir este exercício para recarregar as mãos.

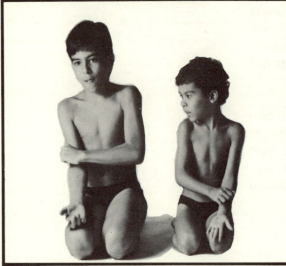

2

Leves pancadas com o punho flexível na face anterior do braço, do ombro até a mão, estimulam os meridianos do Coração, Pulmões e Circulação-Sexo.

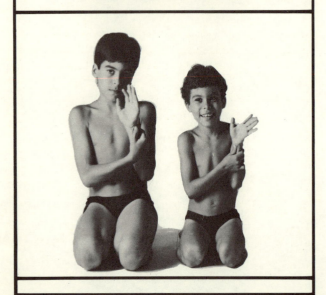

3

Massagear profusamente o lado anterior do braço, do cotovelo à palma da mão.

4

Os dedos, terminais dos meridianos, devem ser fortes mas flexíveis.

Enrijessimentos em qualquer parte do corpo e particularmente em áreas estratégicas como as juntas dos dedos e das mãos, indicam sérias dificuldades no fluxo das energias através dos meridianos e condições propícias ao acúmulo de toxinas.

Massagear, amassar e torcer cada dedo, estalar as juntas e beliscar as laterais da base das unhas.

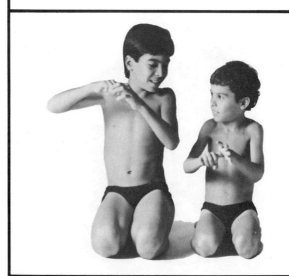

5

Massagear o ponto IG4 e toda a área dorsal no ângulo do polegar e do indicador. Dor ou enrijessimento nessa área indica problemas intestinais e/ou distúrbios na garganta, face ou cabeça. Este é um ponto chave para diagnosticar e tratar qualquer problema relacionado aos intestinos e à cabeça.

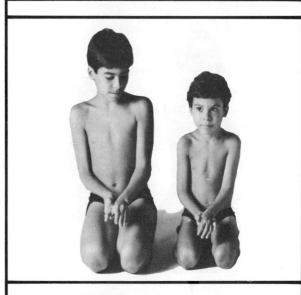

6

Os ombros e a nuca são áreas particularmente tensionadas. Expressões tais como "carregar o mundo nas costas", "os problemas nos ombros", falam de uma tendência universal de se utilizar o dorso como um escudo para a proteção da sensível região do peito, amplamente relacionada às emoções.

Envolver com as mãos e amassar o alto dos ombros — o "cabide" onde penduramos problemas não resolvidos — libera tensões e esquenta o corpo. Complementarmente, com as mãos superpostas, envolver e amassar toda a extensão da nuca ajuda a distensionar localmente e estimula a circulação na cabeça e na face, beneficiando suas funções.

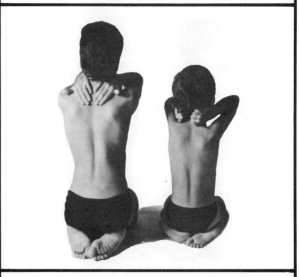

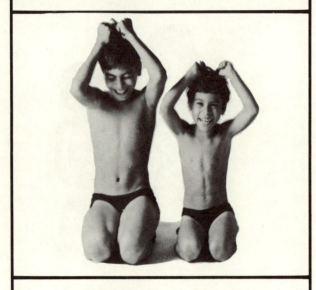

7

Puxar vigorosamente tufos de cabelo em toda a extensão da cabeça, movendo o escalpo, estimula a circulação na área e os meridianos da Vesícula Biliar e da Bexiga.

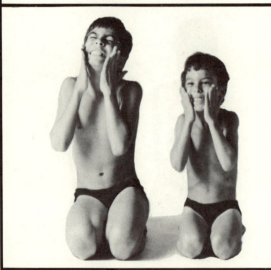

8

Com a palma das mãos, esfregar as faces, suavemente para baixo e vigorosamente para cima. Energiza o rosto e tonifica os meridianos do Estômago e do Intestino Delgado.

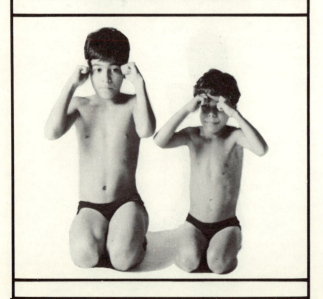

9

Com os polegares firmemente alojados na depressão um pouco atrás do canto externo dos olhos, massagear circularmente as órbitas superior e inferior, do centro para fora, com a lateral da segunda falange do indicador. Beneficia a visão e o fígado e é específico para o cansaço mental e ocular (Ver cap. Do-In na Escola pág. 157).

10

Beliscar e puxar várias vezes a raiz do nariz, acima das glândulas lacrimais, para estimular o cérebro e a bexiga e aliviar o cansaço ocular.

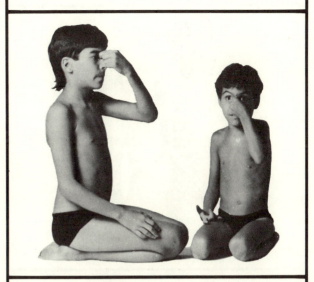

11

Esfregar e apertar vigorosamente os lados do nariz estimula o meridiano do Estômago e tem intensa ação local, ajudando na eliminação de muco nas vias nasais e nos sinus faciais.

Sinusite, amidalite ou rinite freqüentes e excesso de catarro têm, na alimentação, uma causa comum: ingestão excessiva de laticínios (especialmente leite de vaca), farinhas refinadas e açúcar, grandes formadores de muco no organismo.

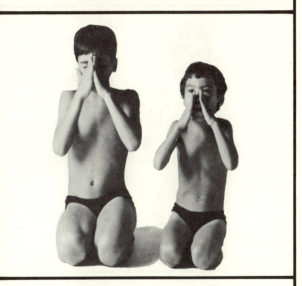

12

Com as mãos espalmadas, bater nas orelhas para a frente, dobrando-as contra o rosto, para vitalizar os ouvidos e estimular os rins.

Otite e outros problemas freqüentes dos ouvidos são, muitas vezes, causados pela incapacidade dos rins de excretar toxinas de carnes e outros produtos animais.

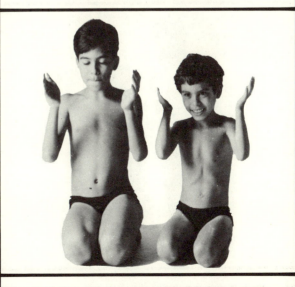

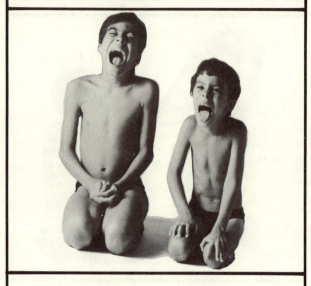

13

Com a língua para fora e os olhos voltados para cima, expirar fortemente pela boca, com as cordas vocais totalmente relaxadas (sem produzir qualquer som). Irriga e desobstrui a garganta (muito eficaz no início de uma amidalite).

Fazer caretas, abrindo a boca ao máximo e forçando os músculos labiais, energiza a área e vitaliza suas funções.

14

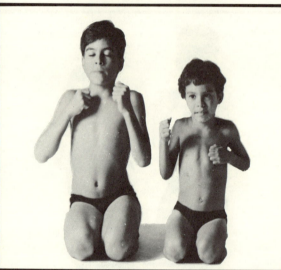

No alto do osso esterno situa-se a glândula Timo, de grande importância na coordenação dos processos de crescimento psicofísico da criança e do sistema imunológico.

Sua função mais notável é a de orientar os linfócitos na defesa do organismo, ensinando-os a "distinguir o eu do não eu" pelo fortalecimento da identidade biológica.

Para estimulá-la, martelar repetidamente a área com as mãos fechadas e o pulso bem flexível.

O mesmo exercício, estendendo-se por toda a caixa torácica (frente, lados e costas), estimula os pulmões e as vias respiratórias.

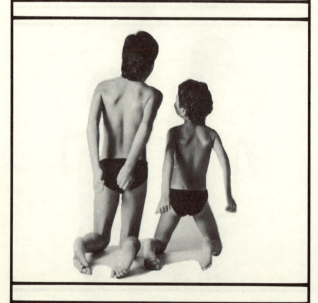

15

Com as nádegas relaxadas, martelar a área como no exercício anterior para tonificar a bexiga, a vesícula biliar e o nervo ciático.

16

Pressionar fortemente os lados da barriga da perna, desde abaixo do joelho até a altura do calcanhar, repetidamente, sempre de cima para baixo, com a base das mãos. Fortalece a bexiga, as vias urinárias e os intestinos.

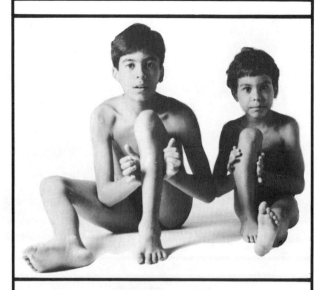

17

Na base do calcanhar encontram-se áreas reflexas relacionadas à regeneração das células ósseas.

Bater ritmicamente com os calcanhares no chão fortalece os ossos e ainda promove a liberação de energias reprimidas (quando impedidas as crianças fazem isso intuitivamente).

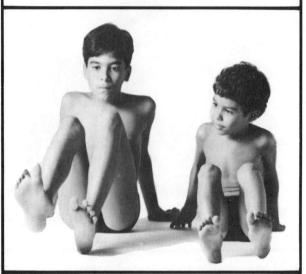

18

Para testar e exercitar a coordenação motora, mover o dedo grande do pé para frente e os outros quatro artelhos para trás, alternadamente.

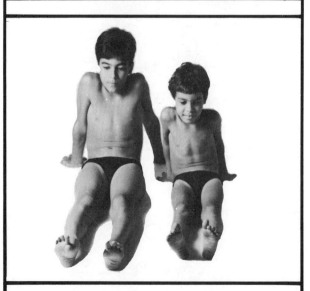

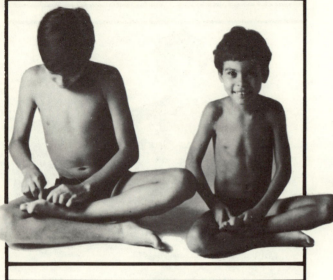

19

Na planta dos pés todo o organismo está representado por extensas áreas reflexas. Esfregar e depois massagear profusamente toda a região, incluindo o dorso dos pés.

Para tratamentos específicos de órgãos e funções, veja o gráfico e massageie a área correspondente.

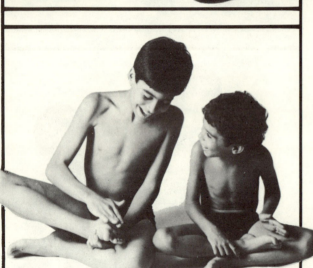

20

Para terminar, um estímulo geral nos órgãos do corpo por meio de tapinhas rápidos e sonoros nas plantas dos pés.

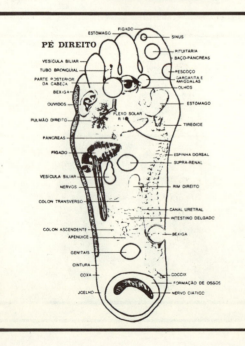

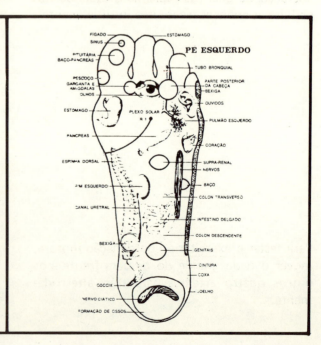

APÊNDICE

ALIMENTAÇÃO INFANTIL

Ser e Comer

Sonia Hirsch

Era uma vez... um planeta incandescente que aos poucos foi esfriando. E quando esfriou, o hidrogênio e o oxigênio que existiam de forma livre puderam combinar-se num estado líquido chamado água. Essa água ocupou as regiões mais baixas do planeta; enquanto isso, os gases pesados que envolviam tudo foram se dissipando e deixando o sol chegar e secar um pouco a lama das regiões mais altas. E a terra levou muito tempo para ficar com a cara da Terra que conhecemos hoje.

No mar surgiram as primeiras formas de vida, mais de 2 bilhões de anos atrás. Primeiro eram moléculas inorgânicas; as tempestades e as outras atividades eletromagnéticas foram abastecendo essas moléculas de energia e elas se tornaram orgânicas. Lentamente se desenvolviam, absorvendo do ambiente marinho uma coisinha aqui, outra ali, e um belo dia já tinham se diferenciado entre vegetais e animais.

Os vegetais se alimentam da terra, da água, do ar e da luz através das raízes e das folhas, num movimento simples de absorção.

Os animais comem. Têm um aparelho digestivo com duas pontas. Por uma entra a comida, pela outra sai o que não serve.

Mais ou menos 500 milhões de anos atrás, as regiões lamacentas já estavam mais secas, e algumas formas de vida marinha foram saindo do mar e explorando a terra. Foi quando surgiram os anfíbios, os vermes e os insetos primitivos. Uns 330 milhões de anos depois sugiram os répteis e os pássaros. 110 milhões de anos mais tarde, lá estavam os primeiros macacos. E finalmente 25 milhões de anos atrás, começou a se diferenciar dos macacos esta espécie animal que hoje povoa o planeta com suas idéias e suas máquinas: o ser humano.

Durante todo o tempo dessa historinha, os vegetais também foram evoluindo, formando algas, depois fungos, depois plantas terrestres, depois árvores frutíferas, depois ervas em geral.

Todos continuaram comendo, cada um à sua moda, senão não sobreviveriam. Os que se especializaram num tipo só de comida, como as abelhas, continuaram com as mesmas características físicas e cerebrais durante milhões de anos. Mas aqueles que variaram a sua comida, por necessidade ou por curiosidade, foram se transformando.

As algas marinhas continuam sendo como sempre foram. O ser humano muda a cada dia. Elas simplesmente absorvem através das folhas os minerais do mar. Ele come algas, fungos, plantas, frutas, ervas e os grãos e sementes dessas ervas; ele come animais grandes e pequenos, de caça e de criação; come peixes e todos os outros frutos do mar; e nem o que voa escapa. As algas absorvem os minerais como eles são. O homem escolhe, lava, corta, torra, tritura, cozinha, frita, fermenta, assa, extrai e completa o alimento.

Mas no fundo, no sangue que corre em suas veias, o ser humano continua sendo mar. O que existe ali são células bem simples nadando num caldo de sais minerais dissolvidos, na mesma proporção em que as células e os minerais existem no mar. O líquido amniótico, que envolve o feto no útero, também é igual à água do mar. E isso nos faz pensar que essa é a nossa natureza, anterior e superior a todas as variações que nos são possíveis. Cada vez que nos afastamos dela, comendo alimentos muito diferentes da nossa constituição, o equilíbrio se rompe. Por exemplo, se comermos só frutas, ficaremos com as características dos animais frugívoros; se comermos só carne, ficaremos mais parecidos com os animais carnívoros. Essas mutações virão fatalmente, de uma forma ou de outra, diferenciando a humanidade de maneira mais forte do que até agora. Já existem distinções entre brancos, amarelos, vermelhos e negros resultantes do meio-ambiente de um modo geral, incluindo aí alimentação, clima e meios de sobrevivência; a mistura entre todos, que no Brasil é característica, já traz um biótipo diferente; e provavelmente as radiações atômicas, os resíduos tóxicos e a mudança da realidade social trarão mais transformações.

Aí fica a pergunta: no nosso curto período de vida individual, aqui e agora, o que queremos ser? E como agir para isso?

As pessoas que hoje estão procurando melhorar sua qualidade de vida querem basicamente uma coisa só: harmonizar-se consigo mesmas e com o grande universo a ponto de encararem com serenidade o período negro que a civilização está atravessando. Quem tem hoje um filho pequeno não pode ficar pensando nas bombas de nêutrons, que destróem os homens e deixam os edifícios em pé; ou nos diversos tipos de câncer que atingem cada vez mais pessoas ao nosso redor; ou ainda nas solicitações cada vez mais insistentes para que se consuma o supérfluo; quem tem um filho pequeno tem que acreditar num futuro melhor para ele. Foi-se o tempo em que isso se materializava num diploma de médico, engenheiro ou advogado. Hoje, o futuro só será melhor se a criança estiver realmente capacitada para atravessar a correnteza de uma vida difícil sem perder seus valores essenciais e sua fortaleza natural.

A alimentação tem muito a ver com isso.

A criança precisa ser forte, e não é com leite em pó que ela vai conseguir. Ela precisa ser independente, e não é viciando-se em balas, refrigerantes e sorvetes que ela vai poder ser. Ela deve ser ativa; mas alimentos refinados, enlatados e cheios de química, dos quais foram retirados os elementos mais vivos, só vão gerar passividade. Essa é a caricatura da criança moderna, alimentada com pontinhos e pacotinhos: mora em apartamentos, não toma sol diariamente, vê televisão durante muitas horas, tem à sua disposição toda uma série de guloseimas, dá trabalho para comer e para dormir, é medíocre na escola, fica resfriada com muita frequência e é bem vulnerável a infecções, tratadas geralmente com antibióticos. Acredita sobretudo no poder do dinheiro, que na sua concepção — a que lhe foi oferecida pelo sistema — é o princípio de tudo.

De quem é a culpa? Não importa. Como na história dos Três Porquinhos, precisamos aprender a construir casinhas de tijolo, porque as de palha e de madeira já sabemos que o Lobo Mau derruba.

Leite

O leite materno é a continuação do sangue. Aqueles mesmos nutrientes que a criança estava recebendo no útero, através do cordão umbilical, lhe chegam agora através do seio. Seu aparelhozinho digestivo começa devagarinho a funcionar; e ela está no meio externo, mas quando é amamentada volta a carregar-se daquela energia maior que a gerou.

O leite materno nunca é fraco ou insuficiente para o filho, e qualquer afirmativa em contrário será fruto de algum mal entendido. Em primeiro lugar, está provado pelos grandes organismos internacionais como a OMS e a UNICEF que mesmo a mãe anêmica e subnutrida produz um leite forte: a natureza não abandona seus filhotes. Em segundo lugar, o leite só tende a aumentar com a sucção constante. Se ele diminui ou seca é porque a própria mãe, consciente ou inconscientemente, está se recusando a amamentar. Em terceiro lugar, existe uma comunicação bioquímica e energética entre os corpos próximos que os coloca em sintonia. Entre moças que moram juntas, isso se traduz pelo período menstrual que geralmente ocorre ao mesmo tempo; amantes parecem desenvolver um sentido especial para saber o que está acontecendo com o outro. Entre mãe e filho, a simbiose é tão perfeita que o leite conterá exatamente aquilo de que o bebê precisa, variando através dos dias segundo as circunstâncias, sem que a mãe sequer perceba. E isso é o normal, é o natural: a vida existe e age, a racionalização é só uma parte.

A criança amamentada pela mãe é mais segura emocionalmente, mais forte e protegida contra as agressões do meio externo. Um dia ela terá dentes e já não precisará mais mamar. A vaca, nesse momento, dá cabeçadas e coices no bezerro para que ele não insista. E ele insiste. Também, pudera. Sua alternativa é só o pasto, e além disso todos os animais adoram esse momento gostosinho da sucção. A criança, entretanto, tem alternativas mais ricas do que o bezerro, e seu próprio interesse pela manipulação das coisas favorece a passagem do seio para outros alimentos.

É aí que começam as grandes questões da alimentação: o que dar de comer ao bebê?

A criança-caricatura continuaria tomando leite de vaca. Ele não é próprio para o animal que nós somos. Quebra um galho, sem dúvida. Mas se a nossa criança já mamou no mínimo seis meses, esse tipo de quebra-galho é dispensável, bem como as diarréias, o catarro, as alergias e a sobrecarga do pâncreas que ele provoca.

Ultimamente fala-se muito no leite de soja. Que é uma boa fonte de proteínas e tudo mais. Sem dúvida. Mas é também uma grande fonte de acidez e a reação natural do organismo é neutralizá-la através de cálcio e outros minerais que retira das reservas. Por conta disso, o uso diário de leite de soja pelas crianças amolece seus ossos, gera dentes escuros, em suma não serve. Sem contar com o fato de que seu nome reforça o conceito equivocado de que precisamos sempre tomar algum tipo de leite. Leite, só de mãe.

Creme de arroz

É o primeiro alimento que pode substituir o leite materno no período do desmame. Cozinha-se durante 3 horas, em fogo baixo, 1 parte de arroz integral com 10 partes de água. Um creme vai se formar na superfície. É esse creme que pode ser dado ao bebê na mamadeira. Pouco a pouco vai-se diminuindo a proporção de água até chegar a 1 parte de arroz para 5 de água quando o bebê tiver 6 meses, e só quando aparecerem os primeiros dentes é que se pode dar também os grãos, muito bem amassados, em vez do creme somente.

Se houver possibilidade, mistura-se o arroz moti com o arroz integral na base de 30%. Encontra-se em lojas japonesas.

Creme de cereais (kokkoh)

Quando surgem os primeiros dentes o bebê já precisa de mais alimentos para ajudá-lo a crescer. Cozinha-se então 50% de arroz integral, 30% de arroz moti ou aveia em grão, 10% de feijão azuki e 10% de sementes de gergelim em 5 a 7 partes de água, em fogo lento, durante 3 horas. O resultado final deve ser bem cremoso; mas ainda assim é bom peneirar tudo.

Sal

Até um ano de idade, criança nenhuma precisa de sal. Ao contrário: o sal, por ser yang, contrativo, inibe a expansão natural do bebê nesse período de crescimento; ele se torna irritado, manhoso, difícil. Depois de um ano é que se começa a introduzir o sal marinho em quantidades muito pequenas.

Papinhas

Entre os 6 e os 12 meses completa-se a alimentação com papinhas de cereais, legumes, verduras, feijões, algas marinhas, sementes de gergelim e um pouquinho de peixe se houver essa convicção de que proteínas animais são necessárias.

As papinhas devem ser bem cozidas e amassadas. Geralmente recomenda-se usar:
50% de cereais integrais, preferencialmente arroz;
30% de vegetais (uma raiz como cenoura, bardana, cebola, batata baroa, inhame, cará, aipim; um **legume** como xuxu, quiabo, abóbora, abobrinha, maxixe; uma **verdura** como acelga, bertalha, aipo, alho poró, couve, salsa, espinafre, chicória);
15% de feijões com algas, combinando-se 1 parte de algas para 4 de feijões e variando as qualidades: lentilha, ervilha, feijão azuki, fradinho, roxinho, mulatinho, grão de bico sem casca — e algas kombu, wakame, hijiki, arame, nori, kanten; se as algas forem muito salgadas, lavá-las bem e deixar de molho antes de usar;
5% de peixe de carne branca, como a pescadinha, cozido junto com vegetais.

Açúcar

Contam que o Diabo ficou com muita inveja quando Deus criou o ser humano e resolveu vingar-se destruindo-o. Mas tinha que ser de uma forma sutil, lenta e que desse muito prazer à vítima. Inventou o açúcar branco.

500 anos atrás ele era raro e caro. Os médicos o usavam em pequena dose, como remédio. Seus efeitos nocivos já eram conhecidos, tanto que na Inglaterra a lei proibia o seu uso para apressar a fermentação da cerveja — e punia severamente os transgressores.

Hoje ele é amplamente anunciado na televisão, no rádio, nas revistinhas. "Açúcar é energia", dizem. "Chocolate é gostoso e alimenta". "Sem Parar" é o nome de um confeito. E o pior é que o Diabo pode chegar lá: o veneno é tão lento que só se percebe a devastação quando é tarde demais.

Leia o livro Sugar Blues, de William Dufty, para saber o resto. Mas não pense que vai ser fácil evitar que seu filho coma açúcar, principalmente depois que ele for para a escola. O que você pode fazer é criar opções. Tenha sempre frutas secas — bananas, ameixas, caqui, figo, damasco, passas, tâmaras — e ofereça para ele levar na merenda. Acrescente um pouco mais para ele dividir com o amiguinho.

Faça coisinhas doces em casa, usando o açúcar natural de frutas como banana, maçã e mamão: cozidas na pressão com uma pitada de sal ou missô ficarão dulcíssimas. Amasse com aveia em flocos, tempere com canela e raspa de limão, faça bolinhas e asse durante 50 minutos.

Experimente o chá de stévia como base para bolos, biscoitos e tortas. A stévia é uma folhinha 300 vezes mais doce que o açúcar e não tem inconveniente algum, mesmo para os diabéticos.

O mel puro é bom, mas não deixa de ser 40% sacarose. Outros adoçantes naturais, embora concentrados, são o melado de cana, o extrato de malte, a rapadura e o mel de figos. Usados com moderação não prejudicam. O corpo sabe lidar com a maior parte daquilo que comemos, desde que não seja em excesso; a diferença entre o remédio e o veneno está na dose.

Observar a criança e o que ela pede com mais frequência é importante. Um grande desejo por frutas e doces pode ser sinal de que há muito sal ou produtos animais na alimentação; yang atrai yin, assim como yin atrai yang, e muitas frutas e doces também despertarão a necessidade de mais produtos animais.

Bater tudo no liquidificador é uma tentação, mas perde-se a vibração natural dos alimentos. Existe uma tigela japonesa de cerâmica chamada suribachi que funciona como um pilão e faz papas maravilhosas. E existem os espremedores tradicionais e os próprios pilões, é claro.

A sobremesa, num volume de 5%, pode ser de fruta cozida. Por que não crua? É que as frutas, ao contrário do sal, são muito expansivas. Expandem principalmente os intestinos, deixando as fezes moles demais causando desconforto à criança. As fezes são a resposta imediata que se dá à alimentação. No bebê devem ser alaranjadas e pastosas. Se estiverem verdes e moles demais é sinal de muitos alimentos expansivos, yin; se estiverem escuras e endurecidas é sinal de muitos alimentos contrativos, yang.

Bebidas

Banchá fraquinho, morno, ajuda a digestão e é remineralizante. Mas somente quando a criança quiser, porque as papinhas e os cremes já têm líquido em bastante quantidade. Observe a urina. Ela deve ser clara. Se estiver escura, é sinal de que os rins não estão funcionando bem.

Calda de araruta

Para diarréias, febres e resfriados, dissolve-se uma colher de chá de araruta em um copo de água e leva-se ao fogo, mexendo sempre. Quando ferver, acrescenta-se meia colherinha de café de shoyu e deixa-se cozinhar um minuto. Deve ser dado à criança de meia em meia hora, em pequenas doses.

A araruta também serve para passar nas assaduras que por acaso surjam. Brotoejas não devem ser combatidas com pomadas, pois são uma eliminação necessária. A pomada inibe essa eliminação e geralmente a transfere para os ouvidos.

Entre os 12 e os 14 meses surgem os primeiros dentes molares; chegou a hora de parar de amamentar, seja no peito ou na mamadeira, e começar a estimular a mastigação. A composição dos alimentos continua sendo a mesma, mas deve-se ir substituindo as papas pelos alimentos inteiros, dando separadamente cada bocado de cereal ou vegetal para a criança distinguir o sabor. É aí que se começa a introduzir o sal, sempre em quantidades mínimas. As sobremesas também variam mais, podendo ser experimentadas as frutas cruas, mas sempre em pequenas quantidades e observando bem a reação das fezes. Evidentemente, em climas quentes se come mais frutas do que em climas frios.

Dos 24 meses em diante a comida deve ser toda inteira, com exceção do mingau matinal.

Farinhas provocam muito muco. Laticínios também, assim como frutas e açúcar em excesso. A primeira coisa a fazer contra um nariz escorrendo é eliminá-los.

Um sinal de que se está comendo açúcar em excesso é a secreção das pálpebras pela manhã. A criança, conscientizando-se disso, vai ter meio caminho andado para estabelecer seu próprio critério de quantidade.

Vegetal e Animal: a questão das proteínas

Uma alimentação rica e variada utiliza praticamente tudo o que a natureza oferece em termos de vegetais: cereais, leguminosas, legumes, verduras, frutas, nozes, castanhas, sementes, algas. As proteínas estão presentes aí de várias formas, principalmente nos cereais integrais e nos feijões. Combinados, eles produzem proteínas completas que não diferem em nada das proteínas de origem animal. Com uma vantagem: não contêm as bactérias de putrefação que tomam conta da carne assim que o animal é abatido. Também são mais fáceis de digerir e não deixam resíduos no intestino, nem aumentam o teor de colesterol no sangue.

Entretanto, se você acha indispensável manter produtos animais na alimentação, procure evitar que eles ultrapassem 15% do volume total da refeição e capriche na quantidade de folhas verdes como salsa, hortelã, aipo e chicória. Elas ajudam a assimilação dos nutrientes e a eliminação dos resíduos.

Cada um por si

Nós somos o que comemos, e como seria bom aprendermos isso desde cedo.

A relação da criança com os alimentos pode passar de passiva a criativa se criarmos motivações adequadas. "Menino sai da beira do fogão", talvez seja uma frase a substituir por "Quer me ajudar a catar esse feijão?"

As crianças podem escolher verduras no mercado, lavar, cortar usando facas de serrilha fininha, amassar pães, enrolar biscoitos, preparar sucos. Elas geralmente adoram entrar nesse território mágico que é a cozinha. Podem ser estimuladas a compor uma refeição a partir das cores, por exemplo, já que quando as cores combinam os alimentos combinam. Uma coisa branca? Arroz. Uma coisa marrom? Lentilha. Uma coisa amarela?

Cenoura. Uma coisa verde? Agrião. Ficou faltando o quê? Farofa. Quanto mais colorida e variada a refeição, mais colorido e variado o pensamento.

Para temperar use sal marinho, missô, shoyu, azeite, limão, orégano, hortelã, cheiro verde, manjericão, alho, cebola, gengibre, louro — tudo, enfim, que não seja químico. Existem bons livros no mercado ensinando essa nova/antiga culinária que resgata a alimentação como base da saúde.

Boa sorte, e bons filhos para você!

PRIMEIROS SOCORROS E REANIMAÇÃO

AFOGAMENTO

Pontos Indicados: VG4 e VC1

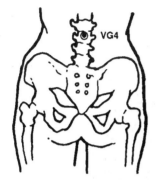

Ponto VG4 — sobre a coluna vertebral, entre a 2ª e 3ª vértebras lombares (4 dedos acima do osso sacro), diretamente oposto ao umbigo.

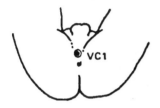

Ponto VC1 — no centro do períneo, entre o ânus e o órgão genital.

Embora, os tratamentos aqui sugeridos, não dispensem os cuidados de emergência convencionais (respiração boca-a-boca, oxigenação artificial, etc.), seus resultados, geralmente imediatos, podem ser de vital importância para a reanimação e o restabelecimento do afogado.

A primeira providência é retirar ao máximo a água ingerida, dispondo a vítima de bruços e pressionando repetida e ritmicamente suas espáduas no sentido dos ombros. Em seguida, utilizar as seguintes técnicas:

1 — Com o paciente deitado de bruços, percutir repetidamente o ponto VG4 com a base da mão (eminência tenar) através de golpes curtos, secos, mas de intensidade **moderada no sentido ascendente**. Em geral, 3 a 5 golpes são suficientes para produzir a reanimação.

Este mesmo tratamento pode ser também empregado em casos de extrema **exaustão** (física ou mental) ou **comoção cerebral**.

2 — Após os primeiros sinais de reanimação, colocar o paciente de costas, com os joelhos dobrados e a planta dos pés no chão; pressionar firmemente a ponta do dedo médio no ponto **VC1**, durante cerca de 3 minutos. Se necessário, repetir várias vezes, com um pequeno intervalo entre cada pressão.

Esse tratamento pode ser efetuado enquanto outra pessoa pratica a respiração boca-a-boca.

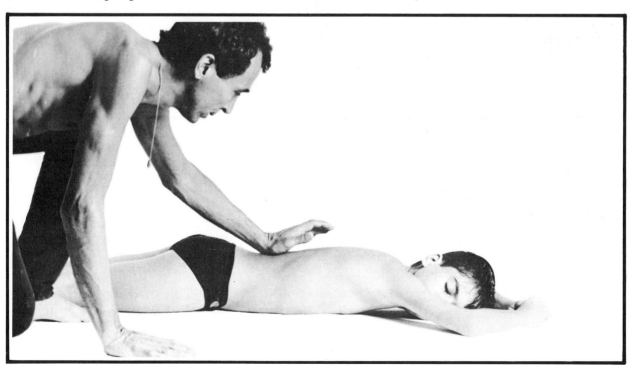

ASFIXIA

Perda da consciência resultante do dióxido de carbono no sangue.

Conforme a coloração da face — pálida ou azulada — tratar o ponto indicado.

1 — **Se a face estiver pálida** pressionar repetidamente o ponto **P9** com a polpa do polegar, em movimentos pronunciados no sentido da mão, durante 1 a 3 minutos.

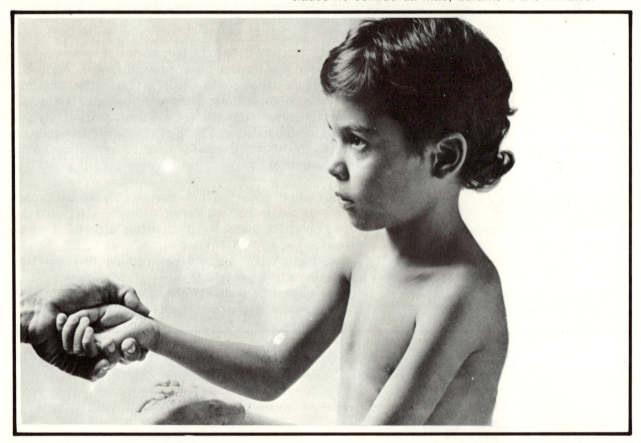

Pontos Indicados: P9, F3 e R6

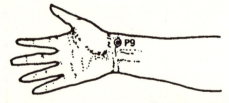

Ponto P9 — numa depressão formada sobre a linha de flexão do pulso, sobre a artéria radial.

ASFIXIA

2 — **Se a face estiver azulada** pressionar repetidamente o ponto **F3** com a ponta do polegar durante 1 a 3 minutos.

3 — **Em ambos os casos, para reforçar o tratamento:** pressionar o ponto **R6**, exercendo rotações rápidas e alternadas (2 rotações p/seg. para cada lado), com a polpa do polegar até o restabelecimento (máximo de 5 minutos).

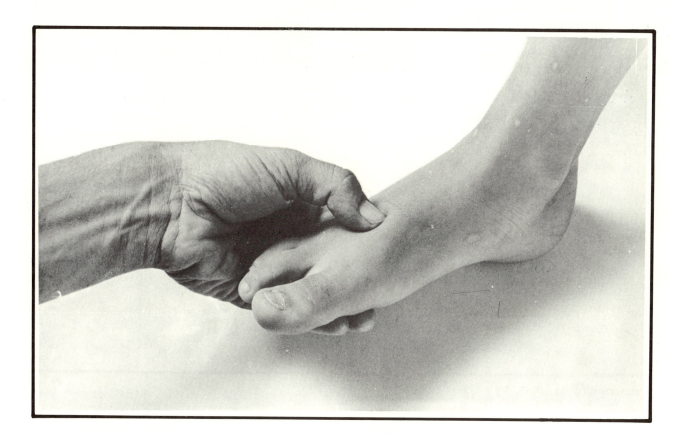

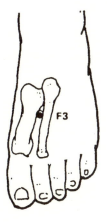

Ponto F3 — no dorso do pé, no ângulo dos 1º e 2º metatarsos.

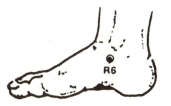

Ponto R6 — 1 dedo abaixo da borda inferior do maléolo interno, numa depressão entre 2 tendões.

CHOQUE ELÉTRICO

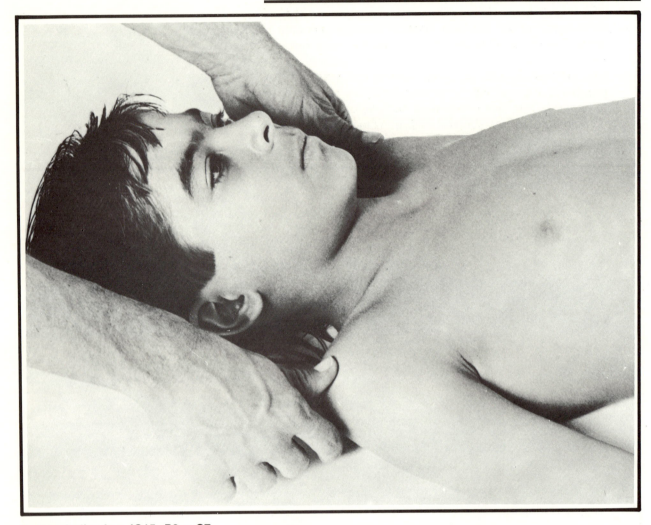

Pontos Indicados: IG15, P9 e C7

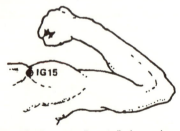

Ponto IG15 — na "ponta" do ombro, numa depressão que se forma entre o acrômio e a cabeça do úmero quando se eleva o braço acima da linha dos ombros.

Conforme os sintomas, optar entre os pontos seguintes, ou, se necessário, usar toda a série.

1 — **Choque severo, pele pálida e fria:** pressionar repetidamente o ponto **IG15** com a ponta do polegar até o restabelecimento (máximo de 5 minutos).

CHOQUE ELÉTRICO

2 — **Pele lívida, aparência cadavérica, com inconsciência ou quase inconsciência:** Pressionar repetidamente o ponto **P9** com o polegar exercendo um movimento rítmico energético no sentido da mão, até o restabelecimento (máximo de 5 minutos).

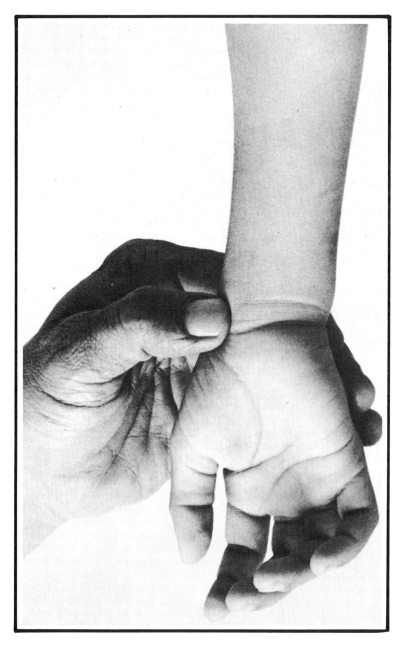

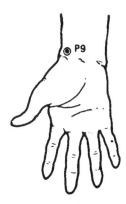

Ponto P9 — numa depressão na linha de flexão do pulso, sobre a artéria radial.

CHOQUE ELÉTRICO

3 — **Com sintomas de medo e agitacão,** acrescentar: pressão contínua com a ponta do polegar no ponto **C7**, durante 1 a 3 minutos.

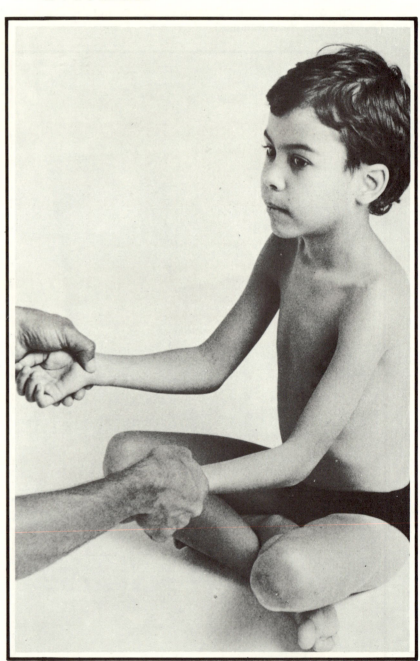

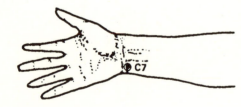

Ponto C7 — na linha de flexão do pulso, sobre a artéria cubital.

CONCUSSÃO

Condição de emergência resultante de golpe violento na cabeça ou na coluna, com sintomas que incluem inconsciência, dor de cabeça, respiração ofegante e, às vezes, alteração na pulsação e na coloração da face.

A vítima deve ser mantida deitada e quieta. Se a face estiver vermelha-arroxeada, manter a cabeça elevada; se estiver pálida, elevar os pés. Em seguida, tratar conforme as especificações abaixo:

1 — **Para qualquer golpe na cabeça:** pressionar o ponto **IG15** enérgica e repetidamente com a ponta do dedo polegar ou médio, durante 1 a 3 minutos.

Pontos Indicados: IG15, VG3, P9, R6, B31

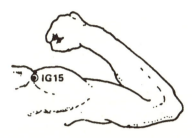

Ponto IG15 — na "ponta" do ombro, numa depressão que se forma quando o braço é elevado acima da linha dos ombros.

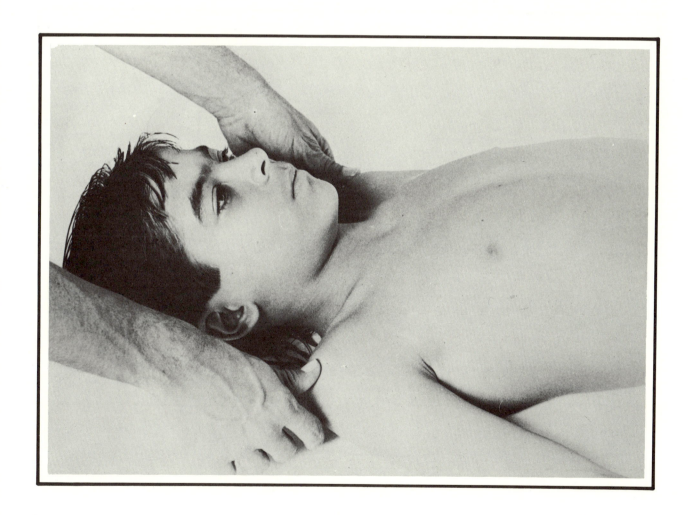

CONCUSSÃO

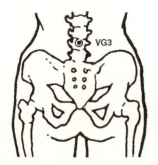

2 — **Causada por golpe na coluna:** pressionar repetidamente o ponto **VG3** com a ponta do polegar durante 1 a 3 minutos.

Ponto VG3 — sobre a coluna, entre as 4ª e 5ª vértebras lombares.

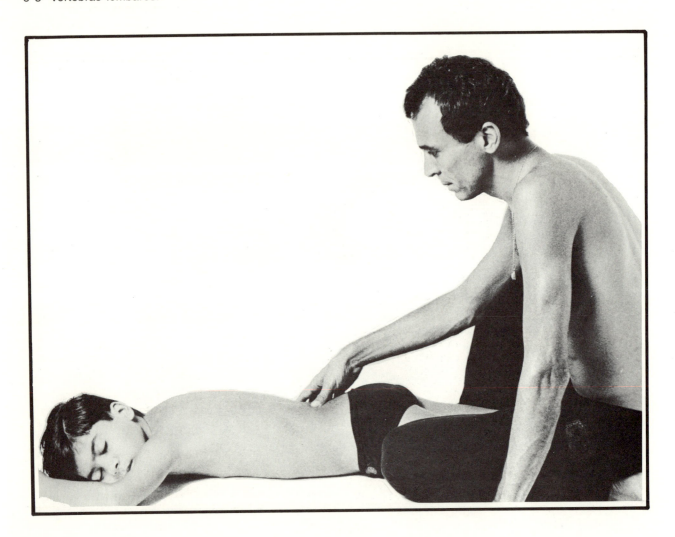

CONCUSSÃO

3 — **Se a morte parece iminente:** pressionar repetidamente o ponto **P9** com o polegar exercendo um movimento rítmico e "energético" no sentido da mão (sem deslizar o dedo sobre a pele) até o restabelecimento.

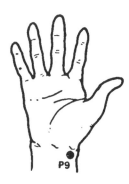

Ponto P9 — numa depressão na linha de flexão do pulso, sobre a artéria radial.

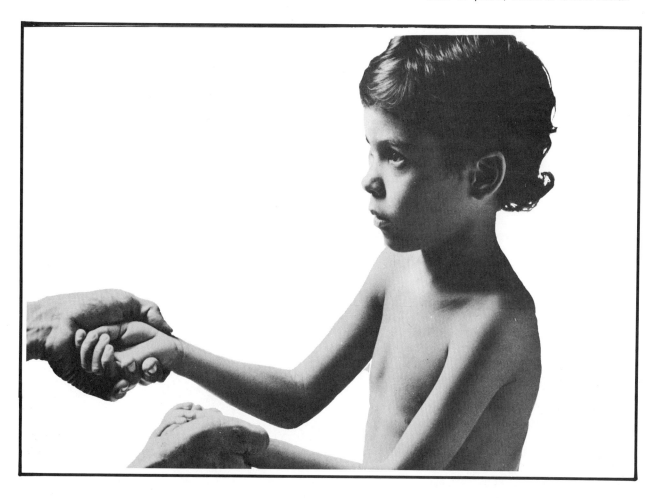

CONCUSSÃO

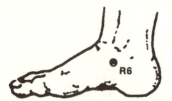

Ponto R6 — cerca de 1 dedo abaixo da borda inferior do maléolo interno, numa depressão entre 2 tendões.

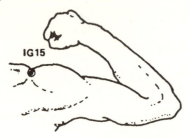

Ponto IG15 — na "ponta" do ombro, numa depressão que se forma quando o braço é elevado acima da linha dos ombros.

Ponto B31 — sobre o primeiro forâmen sacro, cerca de 1 polegar ao lado da linha mediana, na altura de uma linha imaginária, unindo o meio dos antebraços.

4 — **Se houver hemorragia pela boca e/ou pelos ouvidos:** tratar imediatamente os pontos **R6** (somente no pé esquerdo) e **B31** através de pressão contínua com a polpa do polegar durante 1 a 3 minutos cada ponto; 10 minutos após, acrescentar o ponto **IG15** (mesmo tratamento).

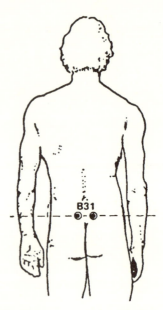

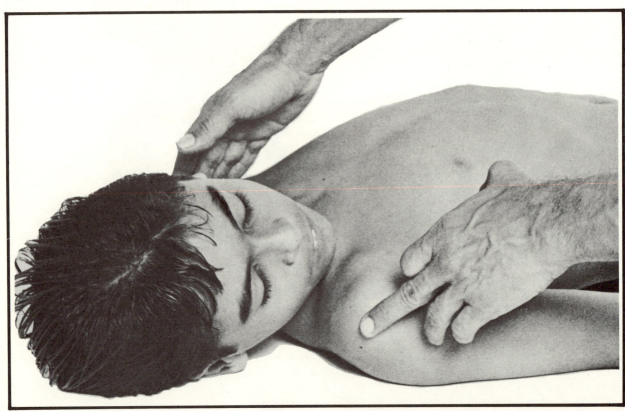

DISTENÇÕES, ENTORSES E LUXAÇÕES

Para aliviar a dor e atuar sobre o estado geral, pressionar firme e continuamente os pontos abaixo, imediatamente após a contusão:

Pontos Indicados: VB30, VB34, VC3 e B60

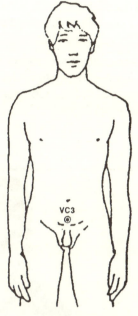
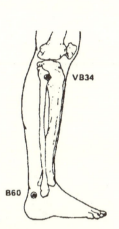
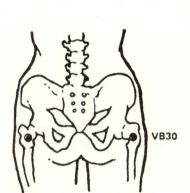

Ponto VC3 — na linha mediana frontal, 6 dedos abaixo do umbigo

Ponto VB30 — nos quadris, em um oco atrás da cabeça do fêmur.

Ponto VB34 — numa depressão, abaixo e à frente da cabeça do perônio.

Ponto B60 — acima do bordo superior do osso do calcanhar, entre o maléolo externo e o Tendão de Aquiles.

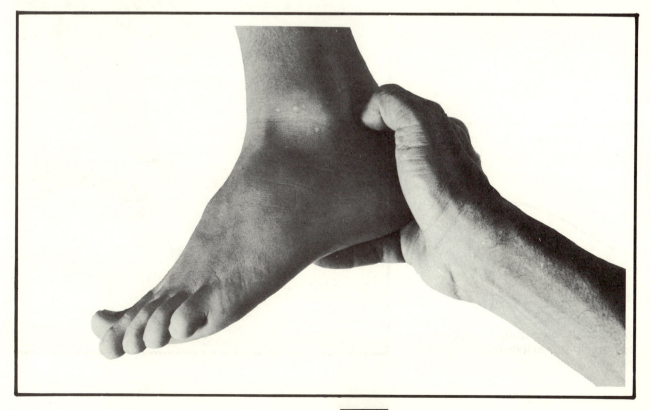

ENVENENAMENTO

Casos de ingestão de substâncias tóxicas exigem providências imediatas. Embora eficazes, os tratamentos aqui descritos não dispensam os cuidados médicos de emergência, que deverão ser providenciados com urgência.

Enquanto se aguarda auxílio médico, trate os pontos conforme os sintomas abaixo descritos. Os resultados podem ser surpreendentes!

1 — **Com vômitos e/ou evacuação, face pálida ou azulada e suor frio:** pressionar firme e intermitente os pontos **IG4** e **ID7,** com o polegar, durante 3 minutos cada, alternadamente, em intervalos de meia hora.

Pontos Indicados: IG4, ID7, B65, B45, R11, VB40, E42, P9 e VB8

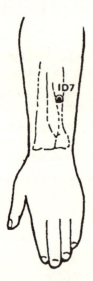

Ponto ID7 — na face dorsal do antebraço, 5 polegares acima da dobra de flexão do pulso, sobre o osso cúbito.

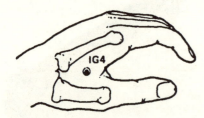

Ponto IG4 — localizado na face dorsal da mão, no ângulo formado pelos 1º e 2º metacarpianos.

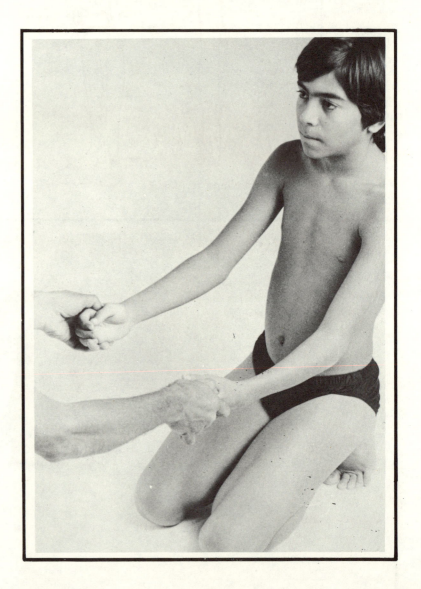

ENVENENAMENTO

2 — **Com queimação na boca e na garganta, grande dificuldade em engolir, face pálida e retorcida:** pressão firme e contínua nos pontos **R11, B45** e **B65**, com o polegar durante 3 minutos cada.

3 — **Com violentas dores abdominais:** pressão firme e contínua no ponto **VB40**, com o polegar durante 3 a 5 minutos.

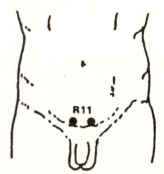

Ponto R11 — acima do osso púbico, 1 dedo ao lado da linha mediana ventral.

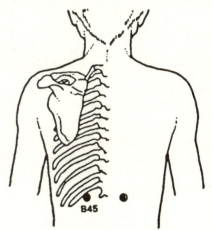

Ponto B45 — 4 polegares da linha mediana dorsal, abaixo da 12ª vértebra torácica.

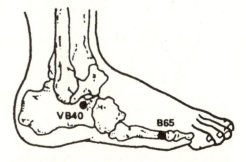

Ponto VB40 — adiante e abaixo do maléolo externo, numa depressão por fora do tendão.

Ponto B65 — na borda externa do pé, antes da articulação metatarso-falângica, na linha vermelha-branca da pele.

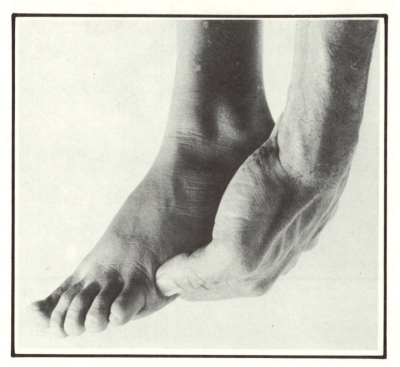

ENVENENAMENTO

4 — **Com agitação, exaustão, face inchada, pálida, fria e coberta de suor:** pressionar firme e continuamente o ponto **E42** com o polegar durante 3 a 5 minutos.

5 — **Mesmos sintomas anteriores (nº 4) com colapso, acrescente:** pressão intermitente com a polpa do polegar no ponto **P9**, com movimentos pronunciados no sentido da mão, **sem deslizar sobre a pele,** durante 3 minutos, a cada meia hora, até o restabelecimento.

6 — **Após a intoxicação, para auxiliar a convalescença (não usar durante a intoxicação):** pressão contínua, com rotações rápidas e alternadas (2 rotações p/seg. para cada lado) com a polpa do polegar no ponto **VB8**, durante 3 a 5 minutos.

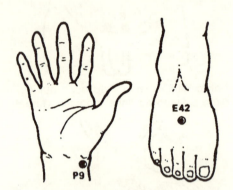

Ponto P9 — na linha palmar de flexão do pulso, numa depressão sobre a artéria radial.

Ponto E42 — no ponto mais elevado do dorso do pé, 4 dedos acima do espaço interdigital dos 3º e 2º dedos, onde pode ser sentida a pulsação arterial.

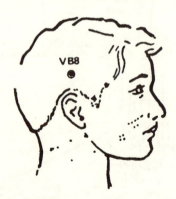

Ponto VB8 — 2 dedos acima do ponto mais alto da linha dos cabelos que contorna a orelha.

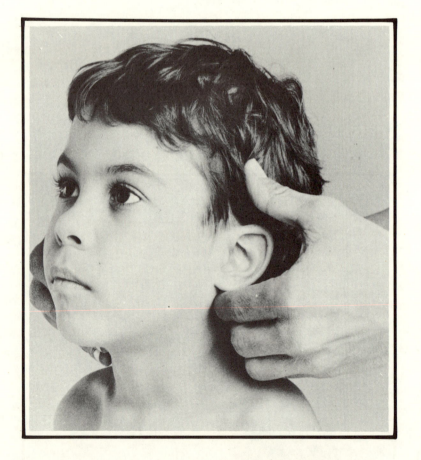

FERIMENTOS E CORTES

Conforme a condição da lesão, pontos específicos deverão ser usados:

1 — **Para aliviar a dor:** pressionar firme e continuamente o ponto **B60** com a polpa do polegar durante 3 a 5 minutos.

2 — **Área esmagada ou triturada:** pressionar continuamente o ponto **IG15** com a ponta do dedo médio e exercer rotações rápidas e alternadas (2 rotações p/seg. para cada lado), durante 3 a 5 minutos.

3 — **Área gravemente dilacerada:** pressionar continuamente o ponto **VG3** com a polpa do polegar durante 3 a 5 minutos.

4 — **Unhas Esmagadas:** mesmo ponto **(VG3)** e tratamento acima descrito.

Pontos Indicados: B60, IG15, VG3 e P1

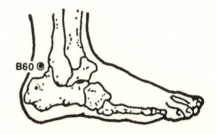

Ponto B60 — acima da borda superior do osso do calcanhar, entre o maléolo externo e o tendão de Aquiles.

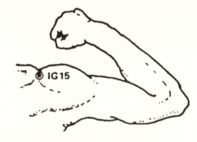

Ponto IG15 — na ponta do ombro numa depressão que se forma quando o braço é elevado acima da linha do ombro.

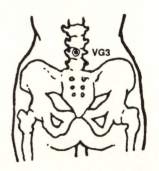

Ponto VG3 — sobre a coluna, entre as 4ª e 5ª vértebras lombares.

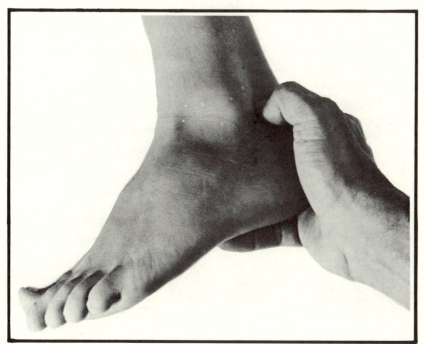

FERIMENTOS E CORTES

5 — **Perfurações ou cortes profundos:** pressionar firme e continuamente o ponto **P1** (mas somente o ponto do lado esquerdo do corpo) durante 3 a 5 minutos.

6 — **Para prevenir ou quando há perigo de tétano:** mesmo ponto (**P1**, lado esquerdo somente) e mesmo procedimento anterior, imediatamente após o acidente. Repetir a cada 2 horas várias vezes. (Ver Tétano, pág. 140)

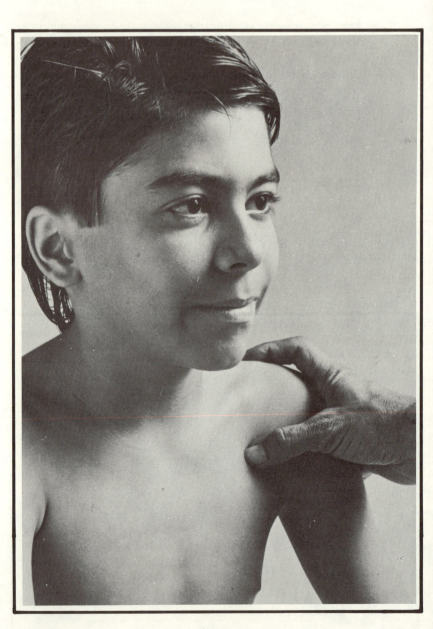

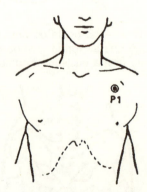

Ponto P1 (lado esquerdo somente) — entre as 1ª e 2ª costelas, a 8 dedos da linha mediana do peito.

FRATURAS

Ainda que sem dispensar os cuidados médicos habituais o tratamento dos pontos abaixo será de grande auxílio no alívio da dor e na regeneração óssea.

1 — **Para aliviar a dor:** pressionar continuamente os pontos **VG3** e/ou **B60** com a polpa do polegar durante 3 a 5 minutos cada.

2 — **Para auxiliar a rápida e correta regeneração óssea (uso pós-operatório):** massagear o ponto **B12** com pressão contínua e rotações rápidas e alternadas (2 rotações p/seg. para cada lado) com a polpa do polegar por 3 a 5 minutos, 3 vezes ao dia durante o período da convalescença.

Pontos Indicados: VG3, B60 e B12

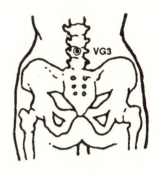

Ponto VG3 — sobre a coluna, entre as 4ª e 5ª vértebras lombares.

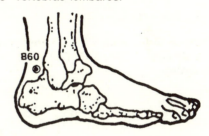

Ponto B60 — situado acima da borda superior do osso do calcanhar, entre o maléolo externo e o tendão de Aquiles.

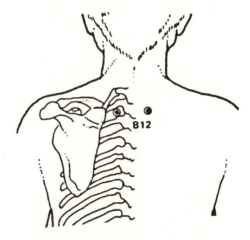

Ponto B12 — nas costas, a 2 polegares da linha mediana dorsal entre as 2ª e 3ª vértebras torácicas.

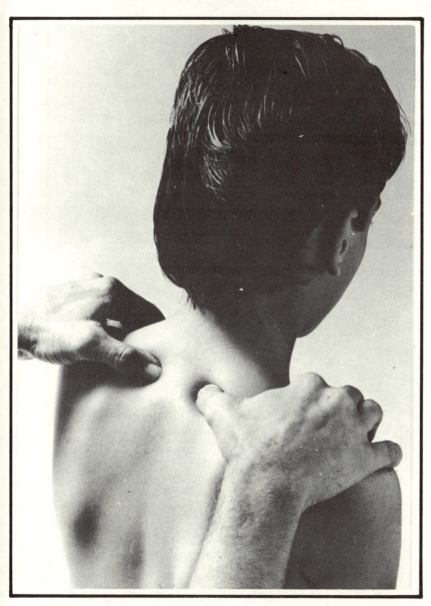

HEMORRAGIA

Para a tradição médica oriental a circulação sangüínea está diretamente subordinada ao fluxo das energias através dos meridianos e respectivos pontos. Para casos de hemorragia, certos pontos são especificamente indicados, conforme a natureza do problema.

1 — Hemorragia em geral, não muito severa: pressionar forte e continuamente o ponto **CS3** com a polpa do polegar durante um período máximo de 5 minutos.

Pontos Indicados: CS3, C1 (esquerdo ou direito), VB41, TA5, B31 e R6 (esquerdo)

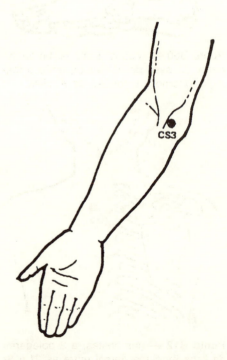

Ponto CS3 — na prega de flexão do cotovelo, junto à borda medial do tendão do bíceps.

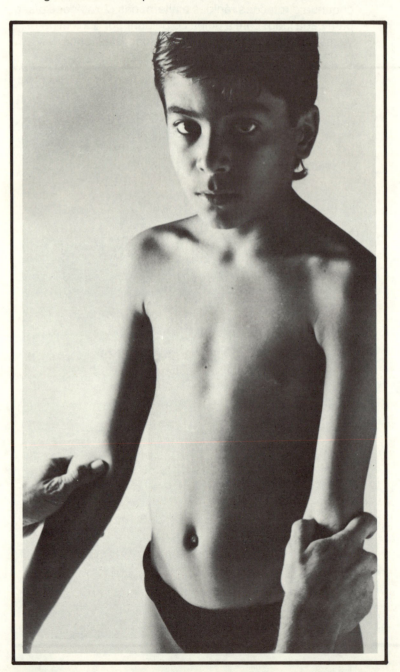

HEMORRAGIA

2 — **Hemorragia arterial** — sangue claro jorrando em jatos do ferimento: pressionar forte e continuamente o centro da axila (ponto **C1**) **esquerda** contra o tórax, com a polpa do polegar, até estancar o sangramento.

Outro tratamento consiste em pressionar forte e continuamente os pontos **VB41** e **TA5** com o polegar, durante 3 minutos cada ponto, alternadamente, até estancar o sangramento.

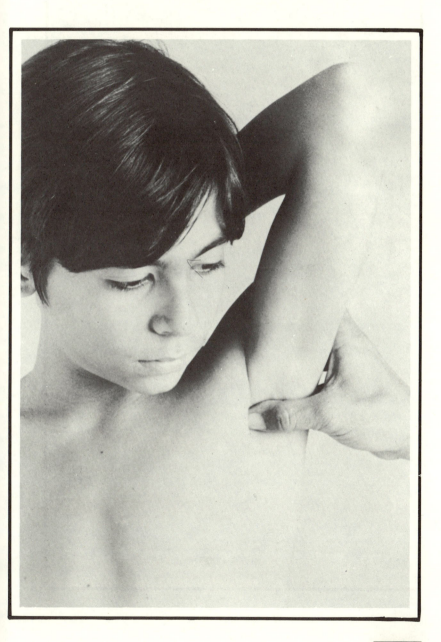

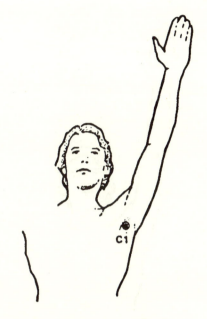

Ponto C1 (somente lado esquerdo) — no centro da axila, contra o peito.

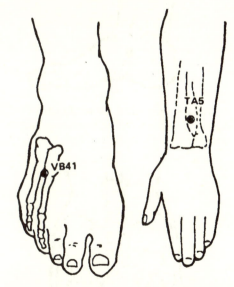

Ponto VB41 — na face dorsal do pé, no ângulo formado pelos ossos 4º e 5º metarsos.

Ponto TA5 — 2 polegares acima da linha de flexão do pulso, face dorsal do antebraço, entre os ossos rádio e cúbito.

HEMORRAGIA

3 — Hemorragia venosa — sangue escuro escoando do ferimento: pressionar forte e continuamente o centro da axila (ponto **C1**) **direita** contra o tórax, com a polpa do polegar, até estancar o sangramento.

Outro tratamento consiste em pressionar forte e continuamente os pontos **R6** e/ou **B31** (somente o ponto do lado esquerdo do corpo) durante 3 a 5 minutos cada ponto utilizado.

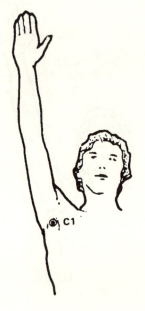

Ponto C1 (somente lado direito) — no centro da axila, contra o peito.

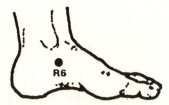

Ponto R6 (somente pé esquerdo) — 1 dedo abaixo do maléolo interno, numa depressão entre dois tendões.

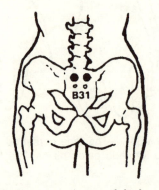

Ponto B31 — sobre o 1º forâmen sacro.

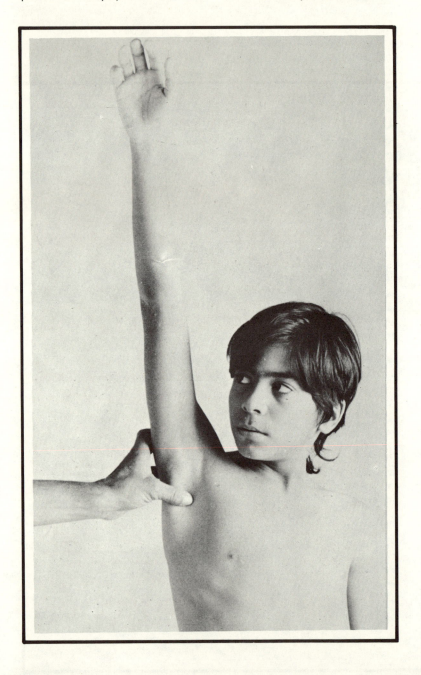

INSOLAÇÃO

A primeira providência é mover a vítima para a sombra e colocá-la deitada com a cabeça e os ombros um pouco elevados. Fazê-la beber lentamente um pouco de água fria e tratar conforme as especificações abaixo:

1 — **Não muito severa:** pressionar firme e continuamente o ponto **P11** com a unha do polegar e exercer rotações rápidas e alternadas (2 rotações p/seg. para cada lado) durante 3 a 5 minutos.

2 — **Severa:** pressionar firme e continuamente o ponto **R23** com a polpa do polegar e do dedo médio e exercer rotações rápidas e alternadas (2 rotações p/seg. para cada lado) durante 3 a 5 minutos.

3 — **Em caso de síncope:** com o paciente deitado de bruços, massagear energicamente deslizando a palma das mãos sobre as espáduas até a altura da 7ª vértebra cervical.

Pontos Indicados: P11 e R23

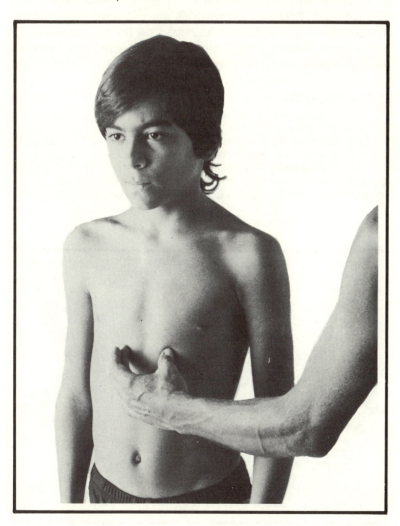

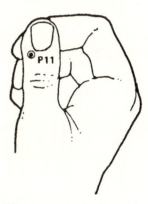

Ponto P11 — cerca de 2mm do ângulo ungueal radial (lado externo da unha) do polegar.

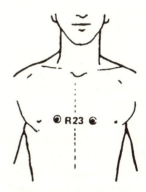

Ponto R23 — na metade da distância entre o mamilo e o osso esterno.

INTOXICAÇÃO POR ALIMENTOS

Aos primeiros sinais de intoxicação alimentar deve-se induzir a criança a vomitar. Em seguida, é necessário limpar os intestinos: se já não houver diarréia deve-se provocá-la com óleo de rícino.

1 — Trate inicialmente o ponto **E42** com pressão firme e contínua, conjugada a rotações rápidas e alternadas (2 rotações p/seg. para cada lado) durante 3 a 5 minutos. Não havendo melhora significativa, acrescente o ponto **E16** (mesmo procedimento anterior) e repita o tratamento a cada meia hora, até o restabelecimento.

2 — Se os sintomas incluem agitação, exaustão, náusea, face pálida, inchada, fria e coberta de suor, acrescente também os pontos **P9** e **F4** e proceda da mesma forma que nos pontos anteriores.

Como tratamento coadjuvante a estimulação do ponto **P10** é útil em todas as intoxicações por sua ação oxigenadora do sangue e conseqüente eliminação de toxinas. Massagear forte e repetidamente o ponto e toda a área assinalada na ilustração, durante cerca de 3 minutos.

Outras Sugestões

Antídotos para intoxicações por certos alimentos:
— por peixe estragado: rabanete cru, ralado.
— por cogumelo: preparar um chá com o caule da beringela.
— por ovo estragado: vinagre
— por excesso de nicotina: 1 colher de sobremesa de missô (pasta de soja, encontrada em lojas de produtos naturais) dissolvida em meio copo de água morna. Tomar preferencialmente em jejum.

Pontos Indicados: E42, E16, P9, F4 e P10

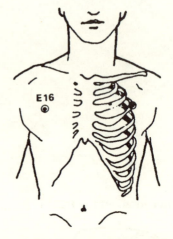

Ponto E16 — no 3º espaço intercostal, na linha perpendicular do mamilo.

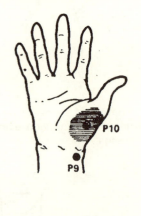

Ponto P10 — no meio do osso metacarpiano do polegar, na linha branca-vermelha da pele.

Ponto E42 — no ponto mais elevado no dorso do pé, 4 dedos acima do espaço intergital dos 2º e 3º dedos.

Ponto F4 — na dobra de flexão do pé, medial ao tendão do dedo grande.

Ponto P9 — situado na linha de flexão do pulso, numa depressão sobre a artéria radial.

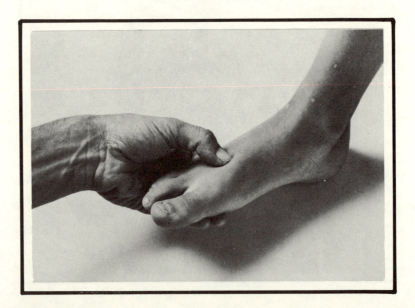

INTOXICAÇÃO POR MONÓXIDO DE CARBONO

A causa mais comum é a ingestão de gases de combustão de automóveis. A vítima deve ser imediatamente removida para local de ar fresco, exercitando-se o mínimo possível.

Enquanto se aguarda auxílio médico, ou na impossibilidade do mesmo, tratar os pontos **P9**, **F3** e **IG4** através de pressão contínua com rotações rápidas e alternadas (2 rotações p/seg. para cada lado) com a polpa do polegar durante 3 a 5 minutos cada ponto.

Como tratamento auxiliar tratar o ponto **P10** como indicado para intoxicação por alimentos.

Pontos Indicados: P9, F3, IG4 e P10

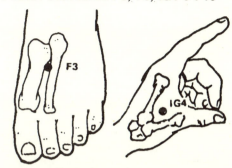

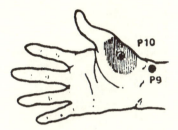

Ponto F3 — no dorso do pé, no ângulo dos 1º e 2º metatarsos.
Ponto IG4 — no dorso da mão, entre os 1º e 2º metacarpianos.
Ponto P10 — no meio do osso metacarpiano do polegar, na linha branca-vermelha da pele.
Ponto P9 — na linha de flexão do pulso, numa depressão sobre a artéria radial.

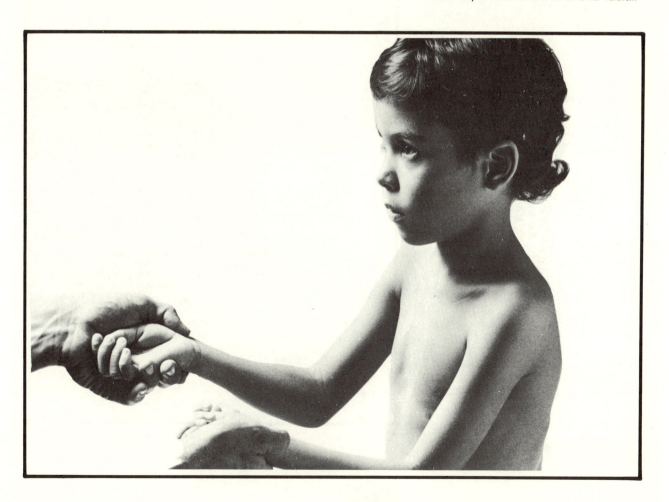

MORDIDAS DE CÃO RAIVOSO

Pressionar firme e continuamente o ponto **VG11** com a ponta do polegar durante cerca de 3 minutos. Repetir o tratamento 3 vezes em intervalos de 2 horas.

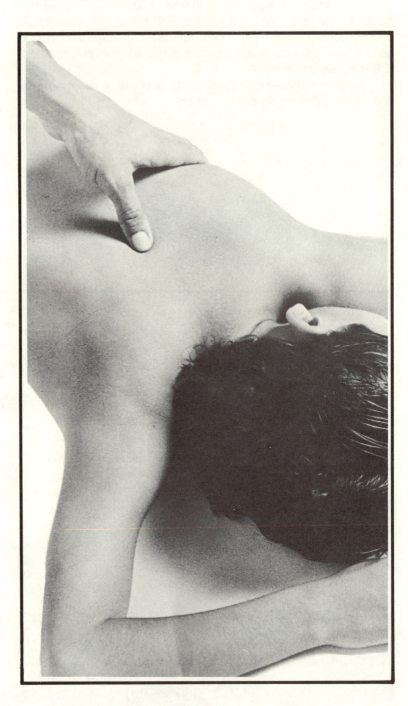

Ponto Indicado: VG11

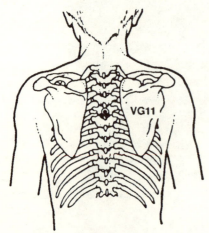

Ponto VG11 — sobre a coluna, entre as 5ª e 6ª vértebras torácicas, aproximadamente na altura da metade das omoplatas.

MORDIDAS E PICADAS DE ANIMAIS EM GERAL

Pressionar firme e continuamente os pontos **P1** e **BP20** (ambos, somente do lado esquerdo do corpo) com a ponta do polegar, durante cerca de 3 minutos cada ponto.

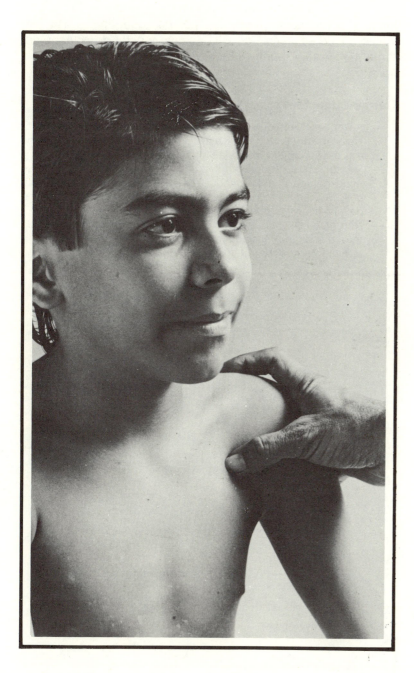

Pontos Indicados: P1 e BP20

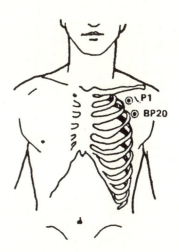

Ponto P1 (lado esquerdo) — 8 dedos da linha central do peito, entre a 1ª e a 2ª costelas.

Ponto BP20 (lado esquerdo) — 6 dedos da linha central do peito, entre a 2ª e a 3ª costelas.

MORDIDAS E PICADAS DE COBRA

Enquanto se aguarda auxílio médico, os tratamentos abaixo serão de grande utilidade para minimizar a dispersão do veneno e mesmo possibilitar sua absorção pelos tecidos do corpo, sem que esses sofram danos sérios.

Imediatamente após o acidente, pressionar forte, profunda e continuamente um dos pontos sugeridos — **R6** (somente o lado esquerdo) ou **B31** — com a unha do polegar, durante 1 minuto. Repetir várias vezes em intervalos de meia hora.

Outras Sugestões

1 — Aplique um torniquete ou faça uma amarra apertada bem próximo ao ferimento, entre este e o coração. A cada 5 minutos a pressão deverá ser relaxada.
2 — Manter a área ferida em imersão em um recipiente contendo água gelada e gelo picado (metade água, metade gelo); se possível, uma área relativamente extensa acima do ferimento deverá ficar igualmente imersa.
3 — Não havendo gelo disponível, esmague algumas minhocas da terra e aplique o suco extraído ao ferimento, após abri-lo superficialmente com uma lâmina esterelizada.

Pontos Indicados: R6 (lado esquerdo) e B31

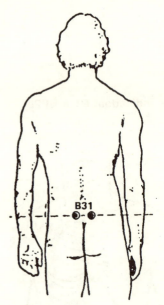

Ponto B31 — sobre o 1º forâmen sacro, cerca de 1 polegar ao lado da coluna, na altura de uma linha imaginária unindo o meio dos antebraços.

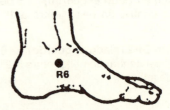

Ponto R6 (pé esquerdo) — 1 dedo abaixo do maléolo interno, numa depressão entre 2 tendões. **Tratar somente o pé esquerdo.**

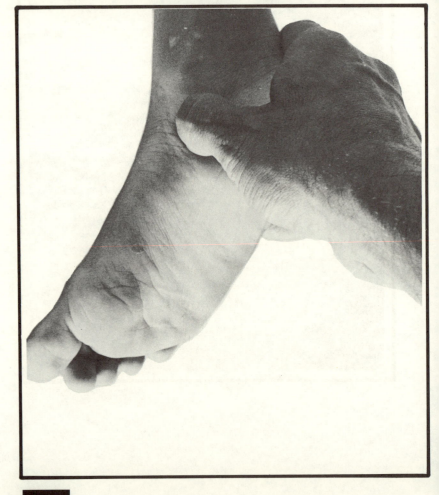

MORDIDAS E PICADAS DE INSETOS

Para picadas de mosquitos, abelhas, escorpiões, aranhas etc., tratar conforme a condição do ferimento:

1 — **Se a área afetada se apresenta fria:** pressionar firme e continuamente o ponto **P1** (lado esquerdo somente) com a ponta do polegar durante 3 a 5 minutos.

2 — **Se a área se apresenta quente, inflamada e avermelhada:** pressionar firme e continuamente o ponto **B65** com a unha do polegar durante 3 a 5 minutos.

3 — **Se a área se encontra inchada, brilhosa e avermelhada:** pressionar firme e continuamente o ponto **R6** (lado direito somente) com a ponta do polegar durante 3 a 5 minutos.

Pontos Indicados: P1 (esq.), B65 e R6 (direito)

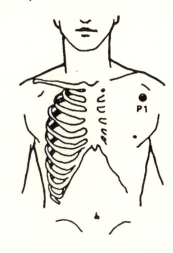

Ponto P1 (lado esquerdo) — 8 dedos da linha mediana do peito, entre a 1ª e a 2ª costelas).

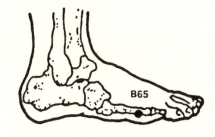

Ponto B65 — na borda externa do pé, atrás da articulação metatarso-falângica, na linha vermelha-branca da pele.

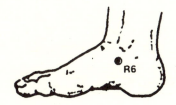

Ponto R6 (pé direito) — 1 dedo abaixo do maléolo interno, numa depressão entre 2 tendões.

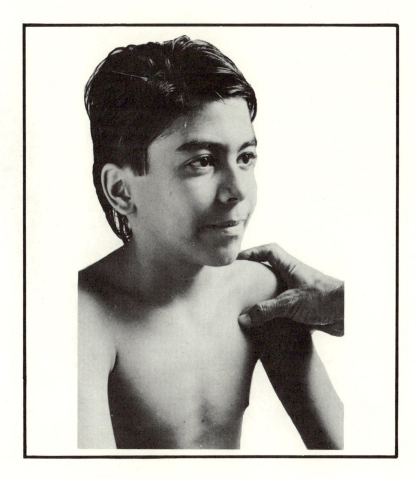

QUEIMADURA DE SOL

Para aliviar a dor e refrescar a pele pressionar firme e continuamente o ponto **B65** com a ponta do polegar durante 3 a 5 minutos.

Outras Sugestões

1 — Aplique vinagre nas áreas afetadas.
2 — Na pele em geral e, especialmente nos lábios, aplique propolina pastosa (extrato de própolis).

Ponto Indicado: B65

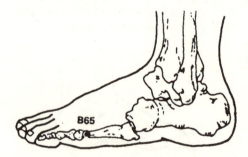

Ponto B65 — na borda externa do pé, antes da articulação metatarso-falângica, na linha vermelha-branca da pele.

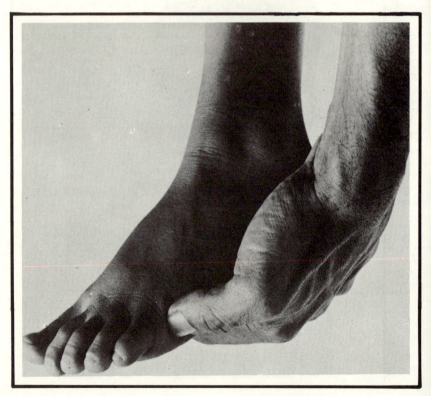

QUEIMADURAS E ESCALDADURAS

Pontos Indicados: B65, B60, IG11, BP10 e B28

1 — **Para aliviar a dor:** pressionar firme e continuamente os pontos **B65** e/ou **B60** com a ponta do polegar durante 3 a 5 minutos cada ponto.

2 — **Para auxiliar a regeneração da pele:** massagear os pontos **IG11**, **BP10** e **B28**, exercendo rotações rápidas e alternadas (2 rotações p/seg. para cada lado) com a polpa do polegar durante cerca de 3 minutos em cada ponto, 3 vezes ao dia, até o restabelecimento.

Outras Sugestões

1 — Imediatamente após o acidente, coloque a área afetada em imersão em água fria ou gelada com sal marinho ou cubos de gelo e mantenha até a dor e a sensação de queimação desaparecerem. Ou então, cubra a área com batata crua ralada.
2 — Em seguida aplique óleo vegetal comestível (preferencialmente de gergelim ou de milho) com algodão ou lenço de papel e mantenha a compressa segura por esparadrapo durante várias horas.
3 — Em caso de queimadura por produtos químicos, lave imediatamente a área com jatos de água fria.
4 — Para o alívio da dor e a regeneração da pele, é também útil a aplicação de propolina pastosa, um extrato de própolis à venda em lojas de produtos naturais.

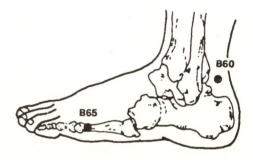

Ponto B65 — na borda externa do pé, antes da articulação metatarso-falângica, na linha vermelha-branca da pele.

Ponto B60 — acima da borda superior do osso do calcanhar, entre o maléolo externo e o tendão de Aquiles.

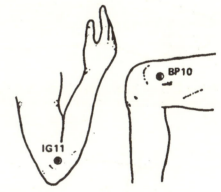

Ponto IG11 — na extremidade externa da dobra do cotovelo, em um oco que se forma com o cotovelo dobrado.

Ponto BP10 — 4 dedos acima da borda superior da rótula, na face interna da coxa.

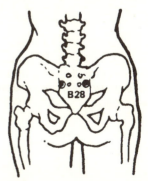

Ponto B28 — no nível do 2º forâmen sacro a 2 polegares da linha mediana.

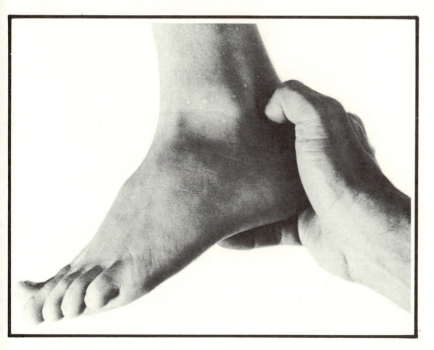

SUFOCAÇÃO

Asfixia por objeto preso à garganta ou às vias respiratórias é um acidente que, embora relativamente comum na infância, exige sempre providências imediatas. Os procedimentos abaixo sugeridos podem ser de vital importância como primeira medida de auxílio, mesmo nos casos mais severos.

1 — **Corpo estranho preso na garganta:** pressionar repetidamente ou massagear energicamente o ponto **CS5** com a polpa do polegar até o restabelecimento.

2 — **Após a remoção do corpo estranho:** pressionar continuamente o ponto **P11**, exercendo pequenas rotações com a unha do polegar durante 3 a 5 minutos.

3 — **Em casos mais graves:** segure a criança de cabeça para baixo pelos calcanhares, abra sua boca e puxe sua língua; se necessário, sacuda-a vigorosamente pelos calcanhares. No caso de uma criança maior, é preferível colocá-la dobrada sobre o estômago, de maneira que a cabeça fique abaixo do peito. Dê uma pancada seca em suas costas, entre as omoplatas, abra sua boca e puxe sua língua.
Se o objeto não cair e a criança consegue respirar, há possibilidades de o objeto ter descido aos pulmões. Procure assistência médica com urgência.

Pontos Indicados: CS5 e P11

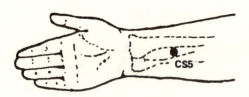

Ponto CS5 — 3 polegares acima da linha de flexão do punho, em linha com o dedo médio.

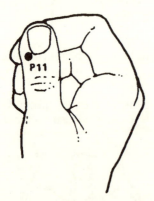

Ponto P11 — cerca de 2mm atrás do ângulo ungueal lateral (canto externo da unha) do polegar.

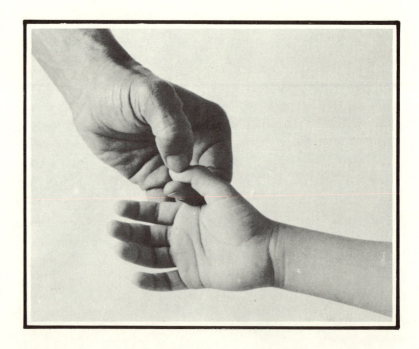

TÉTANO

Complicação infecciosa resultante de ferimentos, mordida de animais e, especialmente, cortes ou perfurações com objetos contendo ferrugem ou resíduos fecais.

Os sintomas que acompanham o desenvolvimento da doença são espasmos musculares, convulsões, enrijecimento muscular e/ou contração das mandíbulas com forte oclusão da boca.

Embora não dispensem cuidados médicos, os pontos abaixo serão de grande auxílio na prevenção e no tratamento do tétano.

1 — **Para prevenir:** imediatamente após o acidente, pressionar firme e continuamente o ponto **P1** (somente no lado esquerdo do corpo) com a ponta do polegar durante 5 minutos. Repetir a cada 2 horas, várias vezes.

Pontos Indicados: P1 (lado esquerdo somente), **VG3, E45, B65, BP9** (lado esquerdo), **F1** e **TA6**

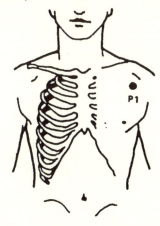

Ponto P1 (lado esquerdo somente) — entre as 1ª e 2ª costelas, a 8 dedos da linha mediana do peito.

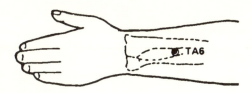

Ponto TA6 — no dorso do antebraço, 4 dedos acima da linha de flexão do pulso entre os ossos rádio e cúbito.

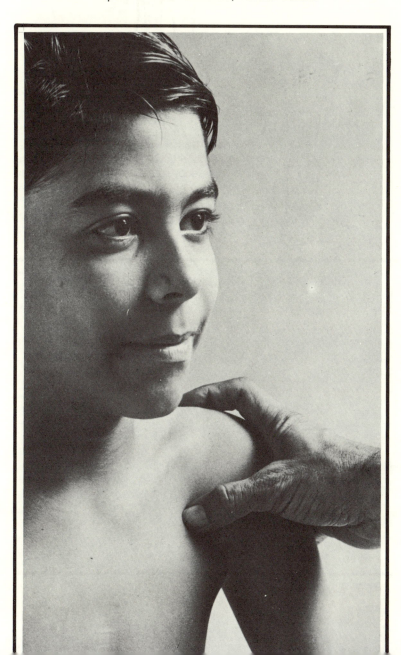

TÉTANO

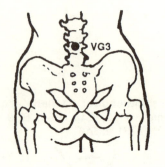

Ponto VG3 — sobre a coluna, entre as 4ª e 5ª vértebras lombares.

2 — Quando há crispação dos músculos somente em torno do ferimento: pressionar continuamente o ponto **VG3** com a ponta do polegar durante 3 a 5 minutos.

3 — Quando um simples toque produz ou agrava espasmos no corpo: pressionar firme e continuamente com a unha do polegar, os pontos **E45**, **B65** e **BP9** (lado esquerdo somente) durante 3 a 5 minutos cada ponto.

Também indicados como tratamento suplementar em qualquer caso, os pontos **F1** e **TA6** podem ser usados regularmente, 3 vezes ao dia, através de pressão contínua com a unha do polegar durante 3 a 5 minutos cada.

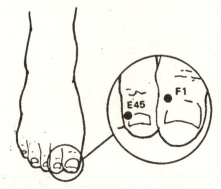

Ponto E45 — cerca de 2mm atrás do ângulo ungueal lateral do 2º dedo do pé.

Ponto F1 — no ângulo ungueal lateral do dedo grande do pé.

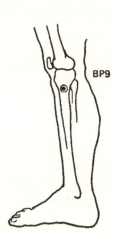

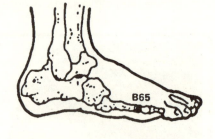

Ponto B65 — na borda externa do pé, atrás da articulação metatarso-falângica do 5º dedo, na linha vermelha-branca da pele.

Ponto BP9 (perna esquerda somente) — numa depressão da borda inferior da cabeça da tíbia.

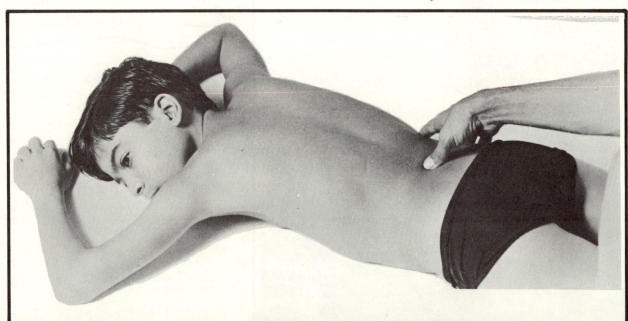

BIBLIOGRAFIA

ARCHANGE, G. — Manual de Massagem Chinesa, Andrei, 1986

AUSTREGÉSILO, A. — Massagem e Sensibilidade, Tecnoprint, Rio, 1979

BENDIX, G. — Press Point Therapy, American Family Publishing, New York, 1976

BERNAN, L. — Alivie Sus Dolores Mediante la Digito-pressura, Ediciones Martinez Roca, Barcelona, 1975

BLATE, M. — The G-Jo Handbook, Falkynor Books, Davie, Florida, 1976

BONTEMPO, M. — Livro de Bolso da Medicina Natu-rai, Ground, Rio

BORSARELO, J. — A Acupuntura e o Ocidente, Edi-torial Astes, Lisboa, 1974

BRODSKY, G., — Do Jardim do Eden à Era de Aqua-rius, Ground, Rio

CABAL, F. — Digitopuntura, Editorial Cabal, Madri

CANÇADO, J. — Do-In, Livro dos Primeiros Socorros (vol. I), Ground, Rio, 1976 Do-In, Livro dos Primei-ros Socorros (vol. II), Mantra, Rio, 1981 Do-In, Técnica Oriental de Automassagem (tradução e adaptação suplementada do "First Book of Do-In", J. Delangre), Ground, Rio, 1973 Mapa dos Meri-dianos Chineses, Ground, Rio, 1975.

CERNEY, J. — Acupressure, Acupunture Without Needles, Cornestone Library, New York, 1975

CHAN P. — Finger Acupressure, Ballantine, New York, 1973 How to Free Yourself from Pain, Price-Stern-Sloan Publishers, Los Angeles, 1982

CHAUCHARD, P. — A Medicine Psicossomática,

CHAU, P.Q. — Acupuntura em Pediatria, Andrei, 1989 Publicações Europa-America, Portugal

CHINESE TRADITIONAL MEDICAL RESEARCH INS-TITUTE OF SHANGAI — Anatomical Charts of Acupunture Points and 14 Meridiens, People's Publishing House, Shangai, 1976

CHOON, T. Como Tratar o Seu Filho com a Simples Pressão de Um Dedo, Publicações Europa Améri-ca, 1982

CZECHOROWSKI, H. — La Prática de los Masages, Hachette, Argentina, 1978

DALET, R. — Enciclopédia dos Pontos que Curam, Publicações Europa-América, Portugal

DE LANGRE, J. — The Second Book of Do-In, Happi-ness Press, Magalia, California, 1974

DE ROSE — Prontuário de Yoga Antigo (Svasthya Yoga), Ground, São Paulo, 1986

DUFTY, W. — Sugar Blues, Ground, Rio, 1975

DURCKHEIM, K. — Hara, The Vital Centre of Man, Samuel Weiser, New York, 1975

EDD E, G . — Manuel Pratique de Digitopuncture, Editions Danglés, St. Jean de Braye, France, 1981

EWALD, H. — Acupressure Techniques, Thorsons Publishers, England, 1973

FORÉS, C. Acupuntura y Digitopuntura, Editorial Bru-guera, Barcelona, 1980

FREIRE, JR., M. — Tuinã para Crianças, 1989

GAILLARD, R. — Do-In, Renouvelle-toi Chaque Jour, Edition du Signal, Paris, 1978

GARAUDY, G. — Massagem e Automassagem — Oriental e Ocidental, Hemus, São Paulo, 1985

HAFER, J. — Total Massage, Grosset & Dunlap, New York, 1976

HIRSCH, S. — Prato Feito, edição da autora, Rio, 1983 Sem Açúcar com Afeto, Rocco, Rio, 1984 Mamãe, Eu Quero, edição da autora, Rio, 1984 O Menino que Não Queria Comer, Rocco, Rio, 1984 Deixar Sair, edição da autora, Rio, 1985 Didó, o Curandeiro, edição da autora, Rio, 1987

HOSPITAL DA ESCOLA DE MEDICINA ANHUI DE PEQUIM — A Massagem Chinesa, Record, 1983

HOUSTON, F. — The Healings Benefits of Acupressure, Keats Publishing, New Canaan, Conn., 1974

HUARD P. e WONG M. — La Medicine China, Edi-ciones Guadarrama, Madri, 1968

KENYON, K. — Acupuntura sem Agulhas, Pensamen-to, São Paulo, 1984

KULVINSKAS, V. — Survival into the 21st Century Planetary Healer's Manual, Omangod Press, Wethersfield, Conn., 1976

KUSHI, M. — O Livro de Do-In, Ground, São Paulo, 1984
Macrobiotic Seminars of. M. Kushi; Acupunture — Ancient and Future Worlds, Tao Publications, Boston.
The Techings of M. Kushi, Order of the Universe Publications, Boston, 1972
Práticas Espirituais, AMAI, Salvador, 1977

LAVIER, J. — Chinese Micro Massage, Thorsons Publishers, England, 1977

LAWSON WOOD, D. e J. — First-Aid at your Finger-tips, Health Science Press, England, 1963 Acupuntura, Editorial Presença, Lisboa, 1981

LEBOYER, F. — Shantala, Editions du Seuil, Paris, 1976

LIEBENTHAL, P. — Manual de Acupuntura, El Ateneo, Buenos Aires, 1976

LOWEN, A. e L. — Exercicios de Bioenergética, Àgo-ra, São Paulo, 1985

MANAKA Y. e URQUHART 1. — The Layman's Guide to Acupunture, Weatherhill, New York, 1975

MANN, F. — The Meridiansof Acupunture, William Heinemann Medical Books, London, 1974

MARINS, A. — Elementos de Acupuntura, Ground/Global, São Paulo, 1979

MASUNAGA, S. e OHASHI, W. — Zen Shiatsu, Japan Publications, Tokyo, 1977

MCGAREY, W. — Acupunture and Body Energies, Gabriel Press, Phoenix, Arizona, 1974

MENG C. e EXEL W. — A Arte Curativa dos Chineses, Ediouro, 1991

MILLER, R. — Pshychic Massage, Harper Colophon Books, New York, 1975

MURAMOTO, M. — Healing Ourserlves, Avon Books, New York, 1973

NAM I KOSH I, T. — Shiatsu — Japanese Finger-Pressure Therapy, Japan Publications, Tokio, 1972

OHASHI, W. — Do-It-Yourself Shiatsu, Mandala, Londor 1976

OSHAWA, G. — Acupunture and the Medicine of the Far East, Tao Press, 1973 Acupunture and Philosophy of the Far East, Tao Publications, Boston, Mass, 1973

PALOS, S. — The Chinese Art of Healing, Bantam Book, New York, 1 971

PUHKY, R. A Massagem Chinesa — Manual de Massagem Terapêutica, Record, Rio, 1985

REICH, W. — La Funcion del Orgasmo, Paidós, Barcelona, 1981

RALPH, C. — Orgon — A Cultura da Vida, Anima, Rio, 1985

SELA, F. — Acupuntura China Popularizada, Libros Sela, Mexico

SERIZAWA, K. — Massage — The Oriental Method, Japan Publications, Tokyo, 1972

SHEARS, C. — Nutricional Science and Health Education, Castle Press, Berkeley, 1971

SMITH, D. — The East-West Exercise Book, Mc Graw, Hill Book Company, New York, 1976

SPAETH, F. — Curso de Especialização em Acupuntura, Instituto Hanemanianodo Brasil, Rio, 1979

STAEHLÉ, G. — Elimine suas Dores Naturalmente, Martins Fontes, São Paulo, 1981

SUSSMANN, D. — Queé Acupuntura, Record, Rio, 1974

TAUBIN, P. — Acupuntologia — Tratado de Acupuntura, Sociedad Argentina de Acupuntura, Buenos Aires, 1975

TEEGUARDEN, I. — Acupressure Way of Health: Jin Shin Do, Japan Publications, Tokyo, 1982

TOHEI, K. — Book of Ki: Coordenating Mind and Body in Daily Life, Japan Publications, Tokyo, 1978

ULRICH, W. — Livre-se das Dores pela Acupuntura e Acupressura, Tecnoprint, Rio, 1980

VEITH, I. (tradução e comentários) — The Yellow Emperor's Classic of Internal Medicine (Huang Ti Nei Ching Su Wen), University of California Press, Berkeley, 1972

WATTS, A. — The Book (on the Taboo Against Knowing Who You Are), Collier Boks, New York, 1967

XIUTANG, M. — Tratado Completo de Digitupuntura Clínica, Miraguans Ediciones, 1989

YAMAMOTO, S. — Shiatsu dos Pés Descalços, Ground, São Paulo, 1983

Cursos intensivos de Aperfeiçoamento em DO-IN
Teoria e Prática
Prof. Juracy Cançado
Informações:
Rio de Janeiro: Tel.: (21) 2225-1945
site: www.taoyin.com.br

Obras do Autor

Juracy Cançado é o introdutor do DO-IN no Brasil. Além de escrever seus próprios livros, traduziu ou adaptou as obras mais importantes publicadas neste campo no nosso país, como **Do-In - Técnica oriental de auto-massagem**, Jacques de Langre (adaptação), **Shantala: massagem para bebês**, Frédèrick Leboyer (indicação), **O Livro do Do-In**, Michio Kushi (orientação e introdução), **Shiatsu dos Pés Descalços**, Shizuko Yamamoto (supervisão e apresentação).

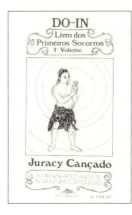

DO-IN - LIVRO DOS PRIMEIROS SOCORROS (vol. I)

Manual essencialmente prático, fartamente ilustrado, com instruções que possibilitam ao leigo utilizar-se da acupuntura digital para o alívio imediato de dores e no tratamento de urgência de distúrbios diversos tais como: ansiedade, asma, enxaqueca, resfriados etc., ao lado de uma série de exercícios complementares utilizando a *energia vital*.

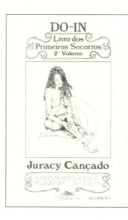

DO-IN - LIVRO DOS PRIMEIROS SOCORROS (vol. II)

Extensão natural do 1º volume, com tratamentos de primeiros socorros para novos distúrbios ainda não focalizados como: intoxicação por alimentos e por drogas, envenenamento, distenções, asfixia, convulsões etc. Contém ainda exercícios para fortalecimento dos órgãos genitais e técnicas para reanimação pela estimulação das áreas de reflexo dos pés.

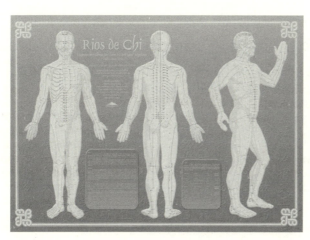

RIOS DE CHI (mapa)

Mapa de meridianos que traz a localização anatômica dos pontos e canais condutores da energia vital do corpo humano e facilita a prática da acupuntura digital ou Do-In. É indispensável para o estudo e prática da acupuntura, shiatsu e moxabustão.

Leia também da EDITORA GROUND

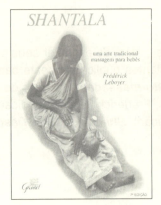

SHANTALA - MASSAGEM PARA BEBÊS
Frédèrick Leboyer

Shantala tornou-se um livro famoso em todo mundo. Além do aspecto científico, Leboyer conciliou poeticamente as explicações da técnica de massagem com a sabedoria milenar de seu uso.

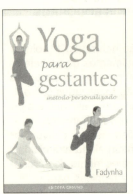

YOGA PARA GESTANTES
método personalizado
Fadynha

Este livro oferece à mãe grávida exercícios de harmonização com seu corpo e com suas energias sutis. Fadynha celebra o yoga com sabedoria e intuição, apresentando dezenas de posturas selecionadas ao longo de seus 30 anos de trabalho com gestantes.

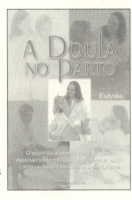

DOULA NO PARTO, A
o papel da acompanhante de parto especialmente treinada para oferecer apoio físico e emocional à parturiente
Fadynha

Livro inédito sobre o papel da **Doula** no Brasil. Em seu trabalho ela utiliza técnicas de respiração, relaxamento, massagem, e auxilia a mulher na escolha de posições mais confortáveis para o parto.

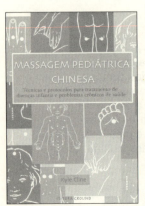

MASSAGEM PEDIÁTRICA CHINESA
técnicas e protocolos para tratamento de doenças infantis e problemas crônicos de saúde
Kyle Cline

Guia totalmente ilustrado, dirigido a todos os profissionais da área de saúde que cuidam de crianças desde o nascimento até a pré-adolescência.

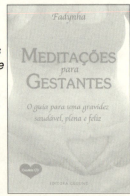

MEDITAÇÕES PARA GESTANTES
o guia para uma gravidez saudável, plena e feliz (CD anexo)
Fadynha

A autora conduz a gestante ao relaxamento e à meditação dirigida adequada à evolução da gravidez, e ensina as medidas capazes de garantir a saúde física, mental, energética e espiritual da mulher e do bebê.

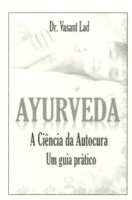

AYURVEDA
a ciência da autocura
Dr. Vasant Lad

Este livro explica claramente os princípios e aplicações práticas de "Ayurveda", o mais antigo sistema de cura do mundo. Nele são abordados minuciosamente a história e a filosofia ayurvédica, seus princípios básicos, técnicas de diagnóstico, primeiros socorros, tratamento, dieta e o uso medicinal das ervas e temperos da culinária.

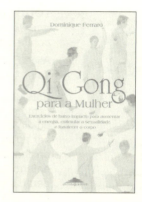

QI GONG PARA A MULHER
exercícios de baixo impacto para aumentar a energia e fortalecer o corpo
Dominique Ferraro

Exercícios de baixo impacto para aumentar a energia, estimular a sexualidade e fortalecer o corpo. Contém técnicas que melhoram a respiração, a concentração mental e liberam o estresse.

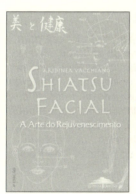

SHIATSU FACIAL
a arte do rejuvenescimento
Aridinéa Martins Vacchiano

Escrita de forma didática, esta obra apresenta massagens e exercícios que visam auxiliar o rejuvenescimento, promovendo simultaneamente equilíbrio físico, mental e emocional.

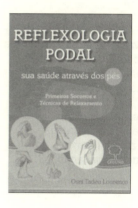

REFLEXOLOGIA PODAL
primeiros socorros e técnicas de relaxamento
Osni Tadeu Lourenço

Os plexos nervosos dos pés, estimulados corretamente, enviam e recebem informações dos órgãos, restabelecendo o seu funcionamento ideal e a saúde global do organismo.

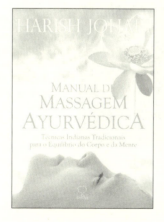

MANUAL DE MASSAGEM AYURVÉDICA
técnicas indianas tradicionais para o equilíbrio do corpo e da mente
Harish Johari

A massagem ayurvédica age nos níveis mental e físico, transmitindo uma energia vitalizadora que ajuda todos os sistemas do corpo na sua recuperação e renovação. Apresentando uma introdução abrangente sobre sua história e antiguidade, este livro torna essa técnica acessível ao principiante e detalha aprofundamentos para os massagistas mais experientes.

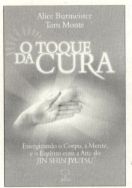

TOQUE DA CURA, O
energizando o corpo, a mente e o espírito com a arte do Jin Shin Jyutsu

Alice Burmeister
Tom Monte - *Organizador*

Este guia, escrito com clareza e simplicidade, contém instruções detalhadas para a prática do Jin Shin Jyutsu, individualmente ou para ser aplicado a uma outra pessoa. São ensinados dezenas de exercícios para enfermidades específicas e para o bem-estar geral. É o único livro publicado sobre esta arte-cura.

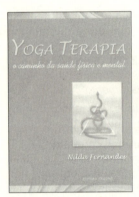

YOGATERAPIA
o caminho da saúde física e mental

Nilda Fernandes

Obra vasta, concisa e profunda que aborda a filosofia do Yoga, a respiração, a musculatura, os âsanas utilizados na desobstrução dos canais energéticos do corpo humano e as regras de vida que conduzem à harmonia e à verdadeira libertação.

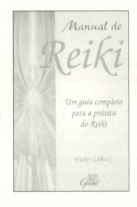

MANUAL DE REIKI
um guia completo para a prática do Reiki

Walter Lübeck

Reiki é uma palavra japonesa para expressar energia da força universal da vida. O *Manual de Reiki* descreve de maneira compreensiva os segredos e possíveis usos dessa força de cura sutil e o modo como se pode recebê-la. É um livro de texto introdutório, preciso e detalhado, de grande utilidade para o praticante de Reiki.

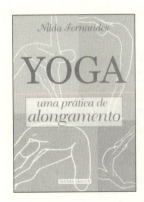

YOGA, UMA PRÁTICA DE ALONGAMENTO

Nilda Fernandes

A autora mostra como melhorar e controlar a flexibilidade do corpo através dos Âsana de *Yoga em alongamento* usando a concentração e o controle da respiração. Bem orientado, o alongamento pode reduzir as dores no corpo, aumentando a mobilidade e mantendo-o jovem, saudável e flexível.

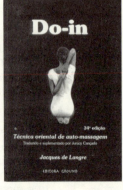

DO-IN
técnica oriental de auto-massagem

Jacques de Langre

Primeiro livro publicado sobre esta técnica de auto-massagem no Brasil. Ensina ao leitor exercícios simples que produzirão resultados altamente benéficos ao seu corpo e mente.

Impresso nas oficinas da
Gráfica Palas Athena